MANUEL PRATIQUE

DE

KINÉSITHÉRAPIE

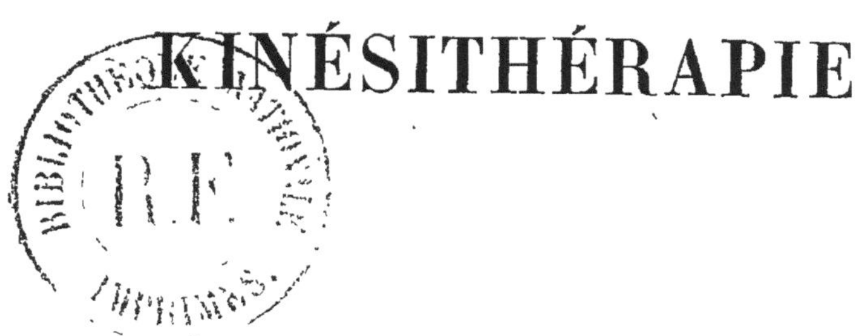

MANUEL DE KINÉSITHÉRAPIE

PAR

**L. DUREY, R. HIRSCHBERG,
R. LEROY, R. MESNARD, G. ROSENTHAL, H. STAPFER,
F. WETTERWALD, E ZANDER J[or]**

L. Durey, R. Hirschberg, R. Leroy
R. Mesnard, G. Rosenthal, H. Stapfer, F. Wetterwald
E. Zander Jᵒʳ.

Manuel pratique

de

Kinésithérapie

FASCICULE VII

R. HIRSCHBERG

La rééducation motrice.

———

Avec 36 figures dans le texte.

LIBRAIRIE FÉLIX ALCAN.

MANUEL PRATIQUE

DE

KINÉSITHÉRAPIE

PAR

L. DUREY, R. HIRSCHBERG, R. LEROY
R. MESNARD
G. ROSENTHAL, H. STAPFER, F. WETTERWALD
E. ZANDER Jor

FASCICULE VII

R. HIRSCHBERG

La rééducation motrice.

AVEC 36 FIGURES DANS LE TEXTE

PARIS

LIBRAIRIE FÉLIX ALCAN

108, BOULEVARD SAINT-GERMAIN, 108

1913

PRÉFACE

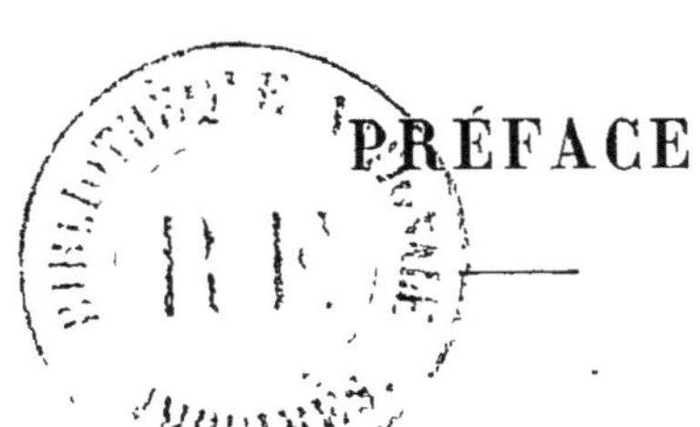

Vingt-deux ans se sont passés depuis qu'au Congrès
de Médecine interne tenu à Brême j'ai fait connaître
pour la première fois les résultats obtenus par moi chez
un certain nombre d'ataxiques tabétiques par une nouvelle méthode de traitement, grâce à laquelle ces
malades ont récupéré dans une certaine mesure la
coordination de leurs mouvements et retrouvé l'usage
de leurs jambes. Depuis cette époque, la méthode, connue
actuellement sous le nom, que lui a donné le regretté
professeur Raymond, de *rééducation motrice*, s'est
répandue dans le monde entier. On peut dire sans être
taxé d'exagération qu'on trouvera difficilement un
médecin auquel la méthode de rééducation ne soit pas
connue au moins de nom.

Votre nom, mon cher Hirschberg, est indissoluble-
ment lié à ma méthode. Mon collaborateur de la première
heure, vous étiez le premier à apporter la preuve indis-
cutable, étayée sur un grand nombre d'observations
cliniques, que la coordination pouvait être refaite même
chez des tabétiques alités depuis des années et arrivés à
un degré tel d'impotence motrice qu'on les considérait

comme atteints de paralysie motrice vraie. C'était un beau succès pour ma méthode le jour où vous avez présenté les tabétiques ataxiques de la Clinique Charcot tellement améliorés qu'ils ont convaincu les plus sceptiques de la valeur de la méthode de rééducation.

En tenant compte de ce fait bien établi actuellement que la rééducation est capable de guérir certains symptômes dus à une *lésion organique* du système nerveux, et cela en dehors de toute intervention de substances médicamenteuses, on a de suite incriminé la suggestion. Nous voudrions qu'on nous cite quels sont les *symptômes organiques nerveux ou autres qui ont été guéris ou améliorés* par la suggestion. D'ailleurs, la façon de procéder de la rééducation motrice, comme vous l'établissez d'une façon si claire et si nette dans votre livre, ressemble aussi peu à la manière d'agir de la suggestion que le doute n'est pas possible à cet égard. Autant dire que l'étude d'un morceau de piano, que les exercices d'écriture, de danse, etc., se font par suggestion !

La méthode de rééducation a également contribué au triomphe de la théorie sensorielle de l'ataxie tabétique, car c'est à l'aide de cette théorie *seule* qu'il a été possible d'expliquer les effets thérapeutiques de rééducation chez les ataxiques tabétiques.

Cependant nous ne devons pas nous dissimuler que si notre méthode a été un bienfait pour beaucoup de malades, elle a aussi fait beaucoup de mal à un grand nombre de malades. La cause de cette triste constatation gît dans cette similitude *purement extérieure* qui existe entre la rééducation motrice et la gymnastique musculaire. Cependant vous, comme moi, comme beaucoup de mes élèves nous n'avons pas cessé de protester contre une telle déplorable confusion, et nous avons maintes et maintes fois insisté dans de nombreuses publications à ce sujet, que combattre l'ataxie par la gymnastique musculaire vaut autant que lutter contre l'aphasie par des contractions énergiques des muscles linguaux et des masticateurs, sous le prétexte que ces muscles entrent en jeu dans la fonction de la parole. Hélas, nous avons prêché dans le désert, puisque dans les instituts de gymnastique les malheureux tabétiques exercent consciencieusement leurs pauvres membres jusqu'à la paralysie, et qu'aussi bien à Lamalou, qu'à OEynhausen, qu'à Nauheim les bienfaits de la cure thermale sont compromis par des exercices exécutés mal à propos. Tout masseur croit faire de la rééducation quand il distend à outrance par des mouvements passifs les articulations hypotoniques des ataxiques. Le nombre des ataxiques soumis à une rééducation rationnelle est infini à côté des malades maltraités par des masseurs.

Je ne me lasserai jamais de mettre en garde les trop confiants malades contre cette espèce dangereuse de rééducateurs qui mettent en coupe réglée non seulement la bourse, mais aussi la santé des malheureux ataxiques, et qui sont d'autant plus dangereux qu'ils exhibent des diplômes plus ou moins ronflants. C'est aux pouvoirs publics qu'il incomberait de protéger les malades contre ces exploiteurs de la misère humaine. Malheureusement les lois paraissent inefficaces à cet égard.

Les traités spéciaux des maladies nerveuses qui ne peuvent cependant pas se vanter de beaucoup de remèdes efficaces dans un grand nombre d'affections organiques du système nerveux, accordent très peu de place à la rééducation, tout en reconnaissant que cette méthode a du bon. On peut néanmoins considérer actuellement la rééducation motrice comme une méthode kinésithérapique définitivement établie.

La rééducation motrice dans l'ataxie tabétique a fait naître la rééducation dans les troubles moteurs de beaucoup d'autres affections du système nerveux, notamment dans des troubles spastiques. Cependant il faut reconnaître qu'ici nous manquons encore de base scientifique. N'oublions pas que dans les états spasmodiques *l'appareil moteur lui-même* est lésé, pendant que dans le Tabès cet appareil (cellules motrices, nerfs moteurs, muscles) est indemne de toute lésion.

Votre petit livre, pratique, clair, impartial et consciencieux, sera, j'en suis sûr, favorablement accueilli par le monde médical.

Je lui souhaite le succès qu'il mérite.

Heiden, juillet 1912.

Dr H.-S. FREUKEL,

Directeur de l'établissement pour la rééducation motrice
à Heiden (Suisse).

LA RÉÉDUCATION MOTRICE

DANS SON APPLICATION

AUX

MALADIES DU SYSTÈME NERVEUX

PAR

Le Dr Rubens HIRSCHBERG,

DES FACULTÉS DE PARIS ET DE HEIDELBERG
ANCIEN CHEF DE LA CLINIQUE KINÉSITHÉRAPIQUE A L'HOPITAL COCHIN
ANCIEN CHEF DU SERVICE DE RÉÉDUCATION A LA SALPÊTRIÈRE (CLINIQUE CHARCOT)
ANCIEN PRÉSIDENT DE LA SOCIÉTÉ DE KINÉSITHÉRAPIE DE PARIS.

INTRODUCTION

—

Il y a une vingtaine d'années la physiothérapie s'est enrichie d'une nouvelle méthode de traitement des troubles moteurs d'origine nerveuse, connue sous le nom de la *méthode de Frenkel* ou la *rééducation motrice*. C'est au regretté professeur Raymond [1] que nous devons ce terme qui caractérise si bien la méthode créée par Frenkel [2], de prime abord pour combattre les troubles de l'incoordination tabétique. Plus tard grâce aux travaux faits surtout en France, la méthode s'est rapidement développée et s'applique actuellement, avec un

1. Professeur Raymond. La rééducation des muscles dans l'ataxie locomotrice (méthode Frenkel). *Revue internat. de Thérapeut.*, 1896, nᵒˢ 4 et 5.
Le même. Leçons sur les maladies nerveuses, 1897.
2. Dr H. Frenkel. Die Therapie atactischer Bewegungsstörungen. *Münch. mediz. Wochenschr.*, 1890, nᵒ 52.

succès du reste inégal, à une foule de troubles moteurs d'origine centrale et périphérique, d'ordre organique ou fonctionnel.

C'est grâce à l'appui que la méthode de Frenkel trouva dès son apparition chez des savants comme Erb[1] et Leyden[2] en Allemagne et Raymond en France qu'elle a pu acquérir droit de cité dans la thérapeutique physique des maladies nerveuses malgré un scepticisme qu'éveille tout naturellement toute tentative nouvelle de combattre des troubles pathologiques considérés jusqu'alors comme intangibles. On a aussi essayé de dénier à la méthode de Frenkel toute originalité, en affirmant qu'elle n'était autre chose que l'application du principe du célèbre suédois Ling[3]. Raïchline[4] affirmait, de son côté, qu'un auteur anglais, Mortimer-Granville[5], devait être considéré comme le vrai créateur de la rééducation motrice. Cette affirmation, quoique dénuée de tout sens scientifique[6], se trouve reproduite dans deux thèses de Paris, celle de Leclerc (1898) et celle de Riche (1899).

D'un autre côté, on a voulu voir dans les exercices que Charcot, Pierre Marie[7] recommandaient aux ataxiques des éléments de la rééducation motrice (Belugou[8], Maurice Faure[9], Constensoux[10]). En Allemagne, l'originalité de la méthode de

---

1. Erb. Die Therapie der Tabes. *Sammlung klinischer Vorträge*, n° 150.

2. Leyden. Die Behandlung der Tabes. *Berl. klin. Wochenschr.*, 1892, n°ˢ 17 et 18.

3. Zabloudovski. Congrès intern. de Médecine, Moscou, 1897, et *Revue Neurologique*, 1897, n° 17.

4. Raïchline. *Ibidem*.

5. *The Practitionner*, novembre 1881.

6. Voir R. Hirschberg. La méthode de Frenkel au Congrès de Moscou. *Progrès Médical*, 1897, n° 52.

7. Emile Pessard. Thèse, Paris, 1908.

8. *Archives générales de Médecine*, 1896.

9. *Bulletin gén. de Thérapeutique*, 1902.

10. *Archives de Neurologie*. 1903.

Frenkel a été attaquée par Goldscheider[1] qui prétendait que, dès 1876, Leyden cherchait à compenser le désordre de l'incoordination tabétique par une augmentation de la force musculaire par des exercices musculaires. Frenkel[2] a fait justice de cette affirmation absolument erronée et qui prouve que la méthode de Frenkel n'a pas été comprise à son début même par un savant de la valeur de Goldscheider.

Il est certain que même avant Frenkel on cherchait à combattre les ravages de l'ataxie par des exercices de gymnastique ou autres, par du massage, etc. Il est cependant un fait certain c'est que depuis Romberg et Duchenne personne ne soupçonnait l'existence des *exercices spéciaux* à l'aide desquels on pouvait arriver dans certaines circonstances à dominer et à régulariser les mouvements désordonnés de l'ataxie tabétique. Le grand, l'incontestable mérite de Frenkel est d'avoir démontré que, par un effort de volonté et par une discipline cérébrale, le tabétique ataxique est capable d'améliorer considérablement et de masquer les effets de l'incoordination motrice, un des symptômes les plus gênants du tabes dorsalis.

Jusqu'à la découverte de Frenkel l'ataxie tabétique était considérée comme le symptôme le plus intangible du tabes dorsalis, et qui menait fatalement le malade à l'impotence motrice progressive et irrémédiable. Or Frenkel d'abord, Hirschberg[3] ensuite ont démontré qu'à toutes les périodes et à tous les degrés l'ataxie tabétique est susceptible d'amélioration plus ou moins considérable, et que même à la période

1. Goldscheider. *Schmidsche Jahrbücher*. 1893.

2. S. H. Frenkel. *L'Ataxie tabétique*, Paris, 1907.

3. Hirschberg. Traitement de l'ataxie dans le Tabes dorsalis (Méthode Frenkel), *Archives de Neurologie*, nos 9 et 11, 1896.

soi-disant paralytique, des malades. alités depuis des années peuvent récupérer l'usage de leurs jambes et cela grâce *uniquement* aux exercices de rééducation.

Nous avons dit plus haut qu'au début la méthode de Frenkel n'envisageait que le traitement de l'ataxie tabétique. Petit à petit cependant le même principe a été appliqué à d'autres troubles moteurs dans différentes maladies nerveuses tant organiques que fonctionnelles. Ainsi Brissaud, Meige, Feindel dans toute une série de publications [1] ont montré que certains tics et des spasmes convulsifs, notamment le *torticolis mental* de Brissaud, sont susceptibles de guérison par des exercices de rééducation. Les résultats de ces auteurs ont été confirmés tant en France (Dubois, Cruchet, Pitres) qu'à l'étranger (Oppenheim, Leszinsky). Certaines crampes professionnelles, comme la crampe des écrivains, des musiciens, etc., peuvent être victorieusement combattues par des exercices qui relèvent de la rééducation (Meige, Brissaud et Meige, Kouindjy). Des paralysies et des parésies tant périphériques (névrites et polynévrites) que centrales (myélites, hémiplégies) retirent le plus grand bénéfice du traitement par la rééducation motrice (Pierre Marie, Kouindjy, Maurice Faure, Gutherie, Mazzone, Lazarus et autres). Les troubles de la parole, certaines formes d'aphasie et d'anarthrie, surtout le bégaiement peuvent largement profiter de la rééducation méthodiquement appliquée. Voir à cet égard les intéressantes

1. *a)* Brissaud et Meige. Trois nouveaux cas de torticolis mental. *Revue Neurologique*, 1894.

b) Feindel. Le traitement médical du torticolis mental. *Nouv. Iconographie de la Salpêtrière*, n° 6, 1897.

c) Le même. Le torticolis mental et son traitement. *Gazette hebdomad.*, 1898.

d) Feindel et Meige. Tic ou spasme de la face. *Revue Neurologique*, 1898.

e) Brissaud et Feindel. Sur le traitement du torticolis mental et des tics similaires. *Journal de Neurologie*, 1899.

publications de Féré[1], de Danjou[2], de l'abbé Rousselot[3], de Chervin[4], de Renou[5], A. Thomas et J.-Ch. Roux[6].

Il était à prévoir que le principe de la rééducation devait trouver son application dans les troubles moteurs d'origine mentale. Les travaux remarquables de Dubois (de Berne), de Paul-Emile Lévy, de Déjerine et Gauckler nous ont montré tout le parti qu'on pouvait tirer en thérapeutique en soumettant le cerveau et la volonté de certains malades à une discipline psycho-motrice, et comment il fallait s'y prendre pour lutter contre les obsessions et les phobies des psychasthéniques et des hystériques, obsessions et phobies qui, par fausses représentations mentales et fausses interprétations, privent les malades de l'usage de leurs organes moteurs et les rendent impotents. Nous traiterons dans un chapitre spécial de cette *rééducation psychique* selon la désignation judicieuse de Contet[7] et nous verrons la différence qu'il y a entre les principes de la rééducation motrice, telle que Frenkel l'a conçue et la rééducation psychique, quoique les deux méthodes se proposent le même but : rétablir des fonctions motrices altérées par la maladie.

1. Féré. Remarques sur le traitement pédagogique de l'aphasie motrice. *C. R. de la Société de Biologie.* 1895.

2. Danjou. *Revue internat. de l'enseignement des sourds-muets,* 1896.

3. Rousselot (abbé). *Phonétique et surdité,* Paris, 1903.

4. Chervin. *Bégaiement et autres maladies fonctionnelles de la parole.* Paris, 1906, III° édition.

5. Renou. Histoire d'une cure de bégaiement. *Journal des Praticiens,* 1908.

6. A. Thomas et J.-Ch. Roux. Essai sur la psychologie des associations verbales et sur la rééducation de la parole dans l'aphasie motrice. *C. R. de la Société de Biologie,* 1895.

7. Contet. *Les méthodes de rééducation en Thérapeutique,* Paris, 1905.

PREMIÈRE PARTIE

LE TABES

CHAPITRE PREMIER

LE TABES DORSALIS

Ce n'est pas seulement pour des convenances de priorité
que la description de la méthode Frenkel doit débuter par
l'ataxie tabétique. Il y a pour cela des raisons autrement
sérieuses. En effet, les principes de cette méthode ressortent
avec une clarté particulière de son application aux troubles
de la coordination chez les tabétiques. On ne pourrait donc
pas, pour l'étude de cette méthode, trouver un exemple plus
propice. En outre, la théorie de la méthode Frenkel est née de
la conception théorique que cet auteur avait de l'ataxie tabétique. Ainsi pour faciliter l'étude de la rééducation motrice,
nous allons consacrer quelques lignes à l'ataxie tabétique.

Le *tabes dorsalis* est une maladie chronique et dans la
grande majorité des cas progressive, qui a pour substratum
anatomo-pathologique une sclérose des racines et des cordons
postérieurs de la moelle épinière. Tous les symptômes cliniques de cette affection, sauf ceux qui sont certainement
l'effet d'une complication fortuite, peuvent parfaitement s'expliquer, soit par une irritation (douleurs fulgurantes, pares-

thésies, crises gastriques et autres, etc.), soit par une destruction des fibres nerveuses (anesthésie, hypotonie musculaire, ataxie, etc.). Les symptômes tabétiques qui nous intéressent particulièrement au point de vûe de la rééducation motrice sont les troubles de la sensibilité et les troubles moteurs qui découlent de là : *incoordination motrice* et *hypotonie musculaire* (Frenkel).

Depuis que Duchenne (de Boulogne) a fait connaître *l'ataxie locomotrice*, en démontrant d'une façon si magistrale et si lumineuse que, malgré une force musculaire conservée et même parfois considérable, les malades sont incapables d'exécuter des mouvements coordonnés, c'est-à-dire utiles, et sans être paralysés dans le sens physiologique du mot, ils se comportent *pratiquement* comme tels pouvant arriver à l'impotence motrice complète, — depuis cette époque, physiologistes et cliniciens de tous les pays ont cherché à éclaircir la genèse et la nature de l'ataxie tabétique. Il faudrait des volumes entiers pour reproduire toutes les théories qui ont été imaginées pour expliquer l'ataxie tabétique. Or depuis l'apparition de la méthode de rééducation motrice, cette discussion a beaucoup perdu de son acuité, car la presque unanimité des savants semble être actuellement favorable à la théorie *sensorielle*. Erb[1] lui-même, jadis adversaire irréductible de cette théorie, reconnaît maintenant que grâce aux travaux de Frenkel et de Foerster cette théorie a gagné beaucoup de terrain. Il nous est malheureusement impossible de nous arrêter plus longuement aux considérations théoriques sur les origines et la nature de l'ataxie tabétique. Nous n'exposerons ici que ce qui est strictement indispensable à la compréhension de la rééducation. Nous renvoyons ceux que ces

---

1. Erb. Tabes dorsalis. *Die deutsche Klinik*, Berlin, 1905.

questions peuvent intéresser aux beaux livres de H. S. Frenkel [1] et de O. Foerster [2]. Ces deux auteurs ont consacré des pages admirables à l'étude approfondie des troubles de la coordination motrice chez les tabétiques.

LES TROUBLES DE LA SENSIBILITÉ

D'après la théorie sensorielle de l'ataxie l'incoordination des mouvements est intimement liée aux troubles de la sensibilité générale, cutanée et profonde (musculaire, articulaire, osseuse, etc.). Il est avéré, et ce fait clinique se confirme de plus en plus au fur et à mesure que les méthodes d'investigation se perfectionnent, que *chez tout tabétique-ataxique la sensibilité, notamment la sensibilité musculo-articulaire, est plus ou moins affectée.* Si le degré d'ataxie n'est pas toujours proportionné à l'intensité des troubles de la sensibilité *consciente,* c'est qu'en dehors de cette sensibilité il existe d'autres facteurs qui contribuent à la perturbation de la coordination motrice. Ainsi les troubles dans la sensibilité musculo-articulaire *du tronc* rendent parfois l'ataxie *des jambes* beaucoup plus grave qu'elle ne devrait paraître conformément au degré des troubles de la sensibilité musculo-articulaire de ces extrémités. L'hypotonie *musculaire* que nous étudierons encore plus en détail plus loin, quoiqu'indépendante de l'ataxie proprement dite, aggrave également considérablement les troubles moteurs de l'ataxique par les relâchements et les déformations articulaires et les attitudes vicieuses des membres qui s'ensuivent. Foerster [3] insiste également sur le rôle *des impulsions centripètes*

---

1. Frenkel. *L'Ataxie tabétique,* Paris, 1907, Félix Alcan.

2. O. Foerster. *Die Physiologie und Pathologie der Coordination,* Jena, 1902.

3. Foerster, *loc. cit.*

inconscientes qui partent de la périphérie en empruntant la voie des racines postérieures et des cordons postérieurs de la moelle et passent ensuite par les collatérales des colonnes de Clark dans les cordons latéraux de la moelle et de là aboutissent au cervelet. Ces fibres qui sont plus ou moins détruites chez le tabétique seraient chargées de transmettre au cervelet les impulsions de l'équilibre. Leur lésion aurait par conséquent une certaine influence sur le maintien du corps en équilibre.

Les troubles de la sensibilité cutanée nullement constants dans le cours de l'ataxie tabétique ont cependant une grande influence sur l'intensité des désordres moteurs. L'ataxie est plus grave, quand il existe en même temps que des troubles de la sensibilité musculo-articulaire, de l'anesthésie cutanée.

LES PARESTHÉSIES TABÉTIQUES

Dans l'appréciation du degré des troubles de la sensibilité chez les tabétiques, c'est surtout *la quantité,* qui entre habituellement en ligne de compte. En effet, nos méthodes actuelles d'examen ne nous permettent pas d'affirmer autre chose que de dire : il existe de l'hypoesthésie ou de l'anesthésie tactile, douloureuse, thermique (nous laissons de côté les hyperesthésies qui sont sans intérêt pour notre étude), de la diminution ou de l'absence de la sensibilité articulaire ou musculaire. *Les perversions de la sensibilité* chez le tabétique qui jouent cependant un si grand rôle sous forme de ses multiples *paresthésies cutanées* (engourdissement, fourmillements, sensations de constriction, de gant, de vernis, etc.), *musculaires* (sensations de lourdeur, de courbature), *articulaires* (sensations de raideur, de constrictions, etc.), si bien connues de tous les tabétiques, échappent complètement à tout examen objectif. Et cependant ces paresthésies jouent certainement un certain rôle dans l'incoordination motrice, surtout au commencement de la période ataxique, quand les troubles objectifs de la sensibilité sont encore à peine prononcés.

En résumé, chez le tabétique ataxique nous devons tenir compte de *tous* les troubles de la sensibilité, tant *objectifs* que *subjectifs*, tant *musculo-articulaires* que *cutanés*.

LES TROUBLES DE LA SENSIBILITÉ MUSCULO-ARTICULAIRE

La part prépondérante dans la genèse de l'ataxie tabétique revient cependant aux troubles de *la sensibilité musculaire et articulaire*. Si le malade dirige mal ses jambes, s'il fait des pas trop petits ou trop grands, si pour saisir un objet il plane audessus et passe à côté, c'est parce qu'il *ne sent pas* ou *sent mal* le degré de contraction des muscles qui entrent en jeu dans l'exécution du mouvement qu'il se propose d'accomplir (défaut du sens musculaire) ; c'est aussi parce qu'il *ne sent pas* ou *sent mal* l'amplitude de l'angle articulaire (défaut du sens articulaire).

EXAMEN DU SENS MUSCULAIRE

Pour examiner la sensibilité musculo-articulaire il est préférable que le malade soit couché, et la partie à examiner mise à nu. On fait exécuter au malade des mouvements actifs simples dans tous les segments articulaires : flexion du pied, extension du pied, flexion, extension du genou, adduction, abduction de la cuisse, etc. Si le malade exécute correctement, — sans secousses, sans oscillations latérales et avec la lenteur voulue, — le mouvement qu'on lui ordonne, et cela aussi bien les yeux ouverts que les yeux fermés, cela prouve que le sens musculaire du segment du membre examiné est normal. Si le malade ne sait exécuter correctement le mouvement ordonné que sous le contrôle de la vue, il y aura *un certain degré d'ataxie* dudit mouvement. Et si le contrôle de la vue même ne suffit plus pour corriger les imperfections des contractions musculaires, alors l'*ataxie aura atteint un degré très avancé*.

EXAMEN DE LA SENSIBILITÉ ARTICULAIRE

Pour examiner *la sensibilité articulaire* on exécute passivement, c'est-à-dire *sans le concours du malade,* dans une de ses articulations des mouvements le *plus lentement possible* et en engageant le malade à ne faire personnellement aucun effort dans cette articulation et de garder les yeux bien fermés. On lui demande alors d'indiquer la position qu'on a donné à l'articulation. Si le malade l'indique correctement et sans hésitation, la sensibilité articulaire est normale. Parfois, si on a affaire à un tabétique atteint d'un certain degré d'ataxie, on assiste au phénomène curieux suivant qui prouve que dans une certaine mesure la sensibilité articulaire peut être suppléée par le sens musculaire. C'est encore à Frenkel que nous devons la connaissance de ce phénomène. Voici en quoi il consiste. Si, après avoir imprimé une certaine position à une articulation d'un tabétique ataxique, nous l'invitons à nous faire connaître cette position, nous voyons le malade, qui a toujours les yeux fermés, bien entendu, hésiter d'abord, puis essayer d'exécuter de courtes et rapides contractions avec les muscles qui commandent l'articulation. Il a l'air de tâter pour ainsi dire avec les muscles l'articulation pour se rendre compte dans quelle position elle se trouve. Parfois ce stratagème permet au malade de reconnaître la position qu'on a imprimé à l'articulation. Mais dans ce cas ce n'est plus la sensibilité articulaire qui devrait être incriminée mais bel et bien la sensibilité musculaire. Il y a un autre fait de suppléance qui peut induire en erreur sur l'état réel de la sensibilité articulaire des tabétiques. On connaît l'hyperesthésie de ces malades au froid. Si on n'est pas prévenu, on prendra parfois pour une manifestation de la sensibilité articulaire ce qui n'est en réalité que le résultat d'une hyperesthésie cutanée au froid. Ainsi un de nos malades *sentait* que sa jambe était dans une position horizontale parce qu'il *sentait avec la surface postérieure de la jambe le contact froid du drap de lit*. Le même malade *sentait* qu'on pliait son genou quand on avait l'imprudence de mettre la main *froide dans son creux poplité*.

CHAPITRE II

PHYSIOLOGIE DE LA COORDINATION MOTRICE

Pour comprendre quelle relation de cause à effet il existe entre les troubles de la sensibilité consciente et l'incoordination motrice dans l'ataxie tabétique, il nous faut entrer dans quelques détails de la physiologie de la coordination des mouvements. Nous aurons alors abordé en même temps le problème si important pour nous de la physiologie de la rééducation motrice. Car sans cela les principes de cette méthode thérapeutique risqueraient de paraître obscurs.

La coordination des mouvements se fait par l'intermédiaire du système nerveux central et périphérique. Essayons d'analyser physiologiquement un mouvement volitionnel. Tout mouvement coordonné *appris* présume une image cérébrale motrice dudit mouvement dans les cellules de la région sensitivo-sensorielle de l'écorce cérébrale. La somme de ces images accumulées par les exercices que comporte l'éducation motrice de chaque individu forme la *mémoire motrice*. Pour accomplir un mouvement qui nous est connu et habituel nous évoquons son image. Par *les fibres d'association* le *centre sensitivo-sensoriel* envoie l'ordre d'exécuter le mouvement au centre *psycho-moteur de l'écorce cérébrale*. D'ici ce même ordre sera transmis aux cellules motrices correspondantes *des cornes antérieures médullaires par les fibres du faisceau pyramidal*. Par l'intermédiaire des racines antérieures et des nerfs moteurs, les muscles·correspondants recevront des cellules médullaires l'impulsion motrice et entreront en contraction. Cependant pour que le mouvement atteigne son but et soit correctement exécuté il faut toute une série de conditions spéciales *de vitesse* et *d'énergie des contractions,* il faut un choix judicieux *des muscles synergistes,* car depuis Duchenne (de Boulogne) nous savons qu'un mouvement physiologique n'est jamais accompli par un seul muscle, mais par un groupe *fonctionnellement synergique* de muscles. Le dosage et le règlement harmonieux conformément au but à atteindre des contractions musculaires constituent *la coordination* et sont réalisés par l'intermédiaire *des impulsions sensitivo-sensorielles* qui partent de la périphérie le long des *nerfs sensitifs, des racines postérieures, des cordons médullaires postérieurs* pour aboutir dans *la zone sensitivo-sensorielle* de l'écorce cérébrale, qui est ainsi, au moyen de *ces impulsions de la sensibilité générale et des impulsions qui lui parviennent de la périphérie par le canal des organes des sens spéciaux (vue, ouïe, appareils vestibulaires du labyrinthe)* tenue au courant des phases du mouvement, prête à chaque instant à envoyer des ordres de modération, ou d'accélération des contractions musculaires. Quel que soit le degré de simplification et de schématisation de cette analyse du mouvement coordonné, le fait de l'influence des impulsions sensitives sur la coordination motrice en ressort avec certitude. On comprendra aussi pourquoi la coordination sera défectueuse, quand les fibres nerveuses conductrices de la sensibilité sont plus ou moins atteintes par un processus pathologique. Or ces conditions se trouvent précisément réalisées dans les tabes dorsalis à la période d'ataxie locomotrice. L'anatomie pathologique de cette maladie nous démontre une seule lésion : *la sclérose des racines postérieures et des cordons postérieurs de la moelle.* Nulle part ailleurs, ni dans le cerveau, ni dans la moelle, ni dans la périphérie on ne trouve aucune lésion qui puisse expliquer l'incoordination motrice tabétique. Toutes les tentatives de localiser la cause de cette incoordination dans le cerveau, dans le cervelet, dans les cellules motrices de la moelle ont échoué. La constance de cette lésion des voies sensitives dans le tabes dorsalis nous contraint de conclure que *le défaut des impulsions centripètes par suite de sclérose des racines et des cordons postérieurs est la cause de l'ataxie tabétique.*

LA COORDINATION N'EST PAS UNE FONCTION INNÉE

L'observation journalière nous démontre que *la coordination motrice n'est pas une fonction innée dans l'espèce humaine*, mais s'acquiert par l'éducation au fur et à mesure de nos besoins. Le nouveau-né est tout à fait incapable d'accomplir des actes moteurs coordonnés, et n'a à sa disposition que *quelques mouvements réflexes* indispensables pour des fonctions purement végétatives de la vie. C'est en s'exerçant, en répétant *par imitation* les mouvements qu'il voit exécuter autour de lui, que l'enfant apprend petit à petit à coordonner ses mouvements : rester assis, debout, marcher, saisir les objets; etc. Les premiers essais d'un enfant d'exécuter un mouvement coordonné, sont fortement entachés d'ataxie et rappellent d'une façon frappante les mouvements d'un tabétique.

Il est difficile d'analyser le processus par lequel l'enfant arrive à accumuler les images motrices dans son cerveau, c'est-à-dire à faire son éducation motrice. Cette analyse est plus aisée chez l'adulte, qui *apprend un nouveau mouvement coordonné.*

LES EXERCICES DE COORDINATION MOTRICE

Il est de notion courante que *pour apprendre il faut s'exercer*. Pour apprendre un acte moteur auquel nous ne sommes pas habitués (la danse, la bicyclette, le violon, etc.), il faut *le répéter souvent, lentement et en le décomposant* en ses éléments les plus simples. Il faut aussi *un effort de volonté, une attention soutenue* qui *surveille et règle les mouvements*. Ce n'est pas tout. Conformément à la nature du mouvement que nous nous proposons d'apprendre, c'est tantôt *la vue, tantôt l'ouïe, tantôt l'appareil vestibulaire* qui surveilleront et avertiront l'organe central, le cerveau, la conscience, si tout marche bien. De même *la sensibilité générale cutanée, musculaire, articulaire* enverront au cerveau les impulsions nécessaires pour doser et harmoniser les contractions musculaires.

Pour apprendre un nouveau mouvement, au début pendant les exercices *la tension de l'esprit*, c'est-à-dire le travail de la cellule cérébrale sera très intense, parce que l'image motrice du nouveau mouvement n'est pas encore suffisamment profonde, ni assez nettement imprimée dans la cellule cérébrale. Alors pour que les impulsions sensitivo-sensorielles parviennent à impressionner suffisamment la cellule cérébrale, cette dernière doit au début de tout nouvel exercice se trouver en état *de grande tension fonctionnelle*, ce qui se traduit psychologiquement par une *attention soutenue*. Cependant à force de le répéter attentivement le nouvel acte moteur commence à nous devenir familier. Son image est maintenant bien gravée et bien nette dans la cellule cérébrale. L'intervention de la volonté pour l'exécution de l'acte moteur appris paraîtra moindre. L'accomplissement du mouvement devenu alors familier, habituel, se fera avec une intervention minime de la conscience. C'est ainsi que nous sommes portés à croire que les mouvements coordonnés qui nous sont familiers, nous les exécutons *automatiquement*, c'est-à-dire sans aucune intervention de la conscience. Or il n'en est sûrement rien. Car quelque minime que soit l'intervention de la conscience dans beaucoup de nos mouvements coordonnés, *elle est toujours là*. Et il est facile de s'en convaincre, quand les conditions extérieures dans lesquelles un mouvement habituel s'accomplit sont changées. Le sol glissant, l'obscurité et ainsi de suite, nous rendent circonspects, c'est-à-dire la conscience nous avertit qu'elle veille toujours. Sauf les mouvements réflexes purement médullaires, il n'existe probablement pas de mouvements coordonnés sans aucune intervention de la conscience.

Retenons seulement que pendant la période d'apprentissage de tout mouvement coordonné, l'intervention de la conscience est l'élément le plus important, et qu'au fur et à mesure de la répétition des exercices cette intervention de la conscience devient de moins en moins importante.

LA COMPENSATION ET LA SUPPLÉANCE

On connaît depuis longtemps en pathologie générale la faculté de certains organes de lutter contre les désordres occasionnés dans leur fonctionnement par des lésions de diverse nature. Ils cherchent à *compenser* les troubles par une *suppléance de fonctionnement d'un autre organe*. Ainsi l'obstacle créé au fonctionnement du cœur par le rétrécissement de l'orifice aortique est levé par l'augmentation du travail des muscles du ventricule gauche. On dit alors que le trouble *est compensé* par un surcroît de travail du muscle cardiaque qui sera, dans cette circonstance, *le suppléant*. La pathologie fournit d'autres exemples de suppléance de fonctions. Ce sont là des fonctions, dans lesquelles la conscience et la volonté du malade n'ont absolument rien à voir. Or la vie courante nous fournit de nombreux exemples *de suppléances fonctionnelles conscientes, volitionnelles*, dans lesquelles le malade ou l'infirme cherche consciemment à réparer les ravages occasionnés par la perte ou l'affaiblissement fonctionnel d'un organe, en exerçant les organes qui restent à sa disposition. L'exemple le plus frappant est fourni à cet égard par l'aveugle, qui arrive à suppléer la vue par le toucher, le sens musculo-articulaire et une tension d'esprit. Certains aveugles arrivent à un tel degré de perfectionnement qu'on est en droit de dire d'eux qu'ils sont parvenus à compenser parfois complètement la fonction visuelle.

De même un homme qui. a perdu son bras droit pourra, à force d'exercices, arriver à compenser les fonctions de ce bras par le bras gauche. Rappelons encore l'exemple de ces malheureux qui sont nés sans bras et qui arrivent à une dextérité fonctionnelle étonnante avec leurs pieds, qui leur remplacent dans beaucoup de circonstances les mains.

LA SUPPLÉANCE ET LA COMPENSATION DANS L'ATAXIE TABÉTIQUE

Le grand mérite de Frenkel est d'avoir montré que *l'ataxique-tabétique était également capable, par la suppléance, de rétablir dans une certaine mesure la coordination de ses mouvements.*

Tout le monde sait que déjà instinctivement tout ataxique cherche à compenser par la vue la perte de sa sensibilité musculo-articulaire indispensable pour la coordination des mouvements. En observateur sagace, Frenkel s'est également aperçu que le tabétique était capable, par un effort de volonté, de maîtriser dans une certaine mesure le désordre de ses contractions musculaires. Ce sont ces deux facultés de l'ataxique qui ont servi à Frenkel de point de départ pour la découverte de sa méthode de traitement de l'ataxie tabétique par la rééducation des mouvements.

Pour Frenkel, tout ataxique-tabétique doit être considéré comme un homme qui, par suite de sa maladie, a *oublié la coordination motrice*. Non parce que la mémoire des mouvements (les images cérébrales motrices) lui manque, mais parce que le contrôle de la sensibilité générale, contrôle comme nous l'avons dit plus haut indispensable pour la coordination des mouvements, n'arrive plus au siège des images motrices (centre sensitivo-sensoriel de l'écorce cérébrale), par suite de la sclérose des fibres nerveuses des cordons médullaires postérieurs. Pour obtenir alors un certain degré de coordination le centre cérébral s'aide du concours que lui apporte l'organe de la vue. Et si le contrôle de la vue vient également à manquer, comme dans le signe de Romberg, toute coordination devient impossible au tabétique-ataxique.

Cependant, quelque avancée que soit la maladie, l'examen microscopique des coupes de moelle démontre que *toutes les fibres nerveuses des cordons postérieurs ne sont jamais complètement détruites*. Toute sensibilité n'est donc *jamais complètement éteinte* chez le tabétique. Les troubles de la sensibilité désorientent simplement le tabétique. Dans le cours de son éducation motrice la sensibilité était un facteur constant et immuable sur lequel le malade se reposait entièrement pour la coordination de ses mouvements, et à un tel point que la conscience et l'attention n'intervenaient que très peu dans la plupart des actes coordonnés. Tout d'un coup la sensibilité se modifie et s'affaiblit. Le résultat en sera que la coordination si péniblement acquise par de longs exercices durant son éducation motrice devient difficultueuse. L'ataxique-tabétique *devra donc refaire son éducation motrice* en s'adaptant aux conditions créées par sa maladie, c'est-à-dire *en cherchant à compenser le manque de la sensibilité*. Il y arrivera par *un travail cérébral, par des efforts de volonté, par une attention soutenue*. Ceci demande quelques mots d'explication.

L'EFFORT CÉRÉBRAL

Nous avons vu plus haut quelle part considérable revient à la conscience sous forme d'effort de volonté et d'attention soutenue dans l'apprentissage d'un mouvement coordonné nouveau. Or *l'ataxique qui fait de la rééducation motrice doit être assimilé à un homme qui apprend un nouveau mouvement coordonné*. L'ataxique devra notamment faire appel à *toute son attention* pour que le peu de sensibilité dont il dispose parvienne à impressionner suffisamment les cellules de ses centres sensitivo-sensoriels. Car pour arriver à coordonner les mouvements avec une sensibilité affaiblie, il faudra qu'*un travail plus intense du cerveau compense le déficit de la sensibilité*. Au fur et à mesure cependant que l'ataxique s'exercera, si la sclérose des fibres nerveuses ne progresse plus ou ne progresse que très lentement, les efforts de la volonté et l'intensité de l'attention deviendront moins indispensables pour la coordination des mouvements. Ce n'est pas que la sensibilité s'est, dans ces conditions, améliorée, non; seulement les centres cérébraux se sont adaptés aux nouvelles conditions, en se contentant d'un plus faible contrôle sensitif qui leur arrive de la périphérie. Le tabétique-ataxique aura ainsi refait son éducation motrice.

CHAPITRE III

L'HYPOTONIE MUSCULAIRE TABÉTIQUE

(FRENKEL)

Jusqu'à présent nous n'avons envisagé les troubles moteurs tabétiques, qu'en tant qu'ils dépendaient de la lésion des *fibres longues* des cordons postérieurs, qui traversent la moelle épinière dans toute sa longueur et aboutissent, à travers la capsule interne, à la zone sensitivo-sensorielle de l'écorce cérébrale. *Ce sont ces fibres qui conduisent de la périphérie vers le cerveau les impulsions de la sensibilité consciente.* Quelle que soit cependant l'importance physiologique de ces fibres, elles ne sont pas les seules dont la lésion entre en ligne de compte dans le cours du tabes dorsalis, tant au point de vue anatomo-pathologique, qu'au point de vue de la physiologie pathologique de cette maladie. Il y a en effet deux autres groupes de fibres contenues dans la partie postérieure de la moelle épinière, dont la lésion est susceptible de nous intéresser. Ce sont :

1° *Les fibres collatérales des colonnes de Clarke* qui établissent la communication à travers les cordons médullaires postérieurs entre la périphérie et le cervelet par l'intermédiaire de certains cordons latéraux de la moelle (faisceau cérébelleux direct, faisceau de Gowers). Les effets cliniques de la lésion de ces fibres ne sont pas bien nets. D'après Foerster[1]

1. O. Foerster, *loc. cit.*

leur lésion amènerait des troubles réflexes du tonus musculaire, ainsi que de l'équilibre dans les rapports des segments articulaires entre eux.

2° *Les fibres collatérales réflexes spinales (fibres courtes).* Ces fibres établissent la communication entre les cellules des cornes postérieures et des cornes antérieures de la moelle. La lésion de ces fibres aurait pour conséquence la suppression des réflexes tendineux et la diminution du tonus musculaire.

On appelle *tonus musculaire* la tension permanente de nos muscles au repos. Cette tension est un phénomène réflexe, c'est-à-dire indépendant de notre volonté et conscience. C'est un phénomène purement médullaire. La tension tonique du muscle doit être considérée comme une réaction du tissu musculaire contre les tiraillements d'une élongation. Les irritations du tissu musculaire sont transmises par des fibres des racines postérieures *directement* aux cellules des cornes postérieures de la moelle et de là par les fibres collatérales réflexes courtes aux cellules des cornes antérieures, qui envoient promptement une impulsion motrice de se contracter au muscle tiraillé. C'est cette contraction et qui se réalise en dehors de toute intervention cérébrale, qui constitue *le tonus musculaire.*

Supposons maintenant des conditions dans lesquelles la cellule médullaire motrice n'est pas avertie des tiraillements auxquels le muscle est en butte, elle n'enverra donc point des impulsions motrices. Le muscle ne se trouvera pas alors en état de tension, il restera flasque. Il y aura de *l'hypotonie musculaire.* Ces conditions sont précisément réalisées dans le tabes dorsal par suite de la dégénérescence des fibres courtes, qui établissent la communication et la transmission des impulsions centripètes (sensitives) aux cellules des cornes antérieures.

S'il est vrai qu'on peut rencontrer l'hypotonie musculaire en dehors du tabes dorsalis, nous verrons bientôt dans quelles circonstances pathologiques, il est cependant incontestable que nulle part en dehors du tabès on ne voit ce symptôme avec une telle ampleur de développement et nulle part il ne présente cette importance clinique qu'il acquiert dans l'ataxie tabétique.

L'hypotonie musculaire tabétique, étudiée méthodiquement surtout par Frenkel[1], peut devenir une des manifestations les plus graves du tabès. C'est d'elle que dépendent notamment les attitudes vicieuses et les dislocations des articulations si redoutables chez les ataxiques-tabétiques. De même les arrachements ligamentaires, les subluxations, certaines formes d'arthropathie tabétique ont pour cause, en dehors des troubles de la sensibilité musculo-articulaire, l'hypotonie. Dans la rééducation motrice des tabétiques l'hypotonie et ses conséquences articulaires nous intéressent particulièrement, car elles peuvent former un obstacle temporaire et même permanent à l'emploi de tout exercice musculaire.

Nous verrons plus loin les précautions que nous recommandons pour prévenir ou du moins atténuer dans une certaine mesure l'hypotonie musculaire.

Recherche de l'hypotonie. — Le seul aspect d'une extrémité d'un ataxique peut déjà nous renseigner sur l'existence d'hypotonie. Si un membre au repos n'est pas maintenu par le tonus de ses muscles, les parties squelettiques obéissent

1. Frenkel et Faure. Les attitudes anormales spontanées ou provoquées dans le tabès dorsal sans arthropathies. *Iconographie de la Salpêtr.*, 1896.
Le même. Die Muskelschlaffheit (Hypotonie) bei der Tabes dorsalis. *Neurolog. Centralblatt*, 1896.

simplement à la pesanteur. De là le pied bot tabétique (fig. 1), la rotation de la cuisse en dehors (fig. 2), les déviations de la colonne vertébrale surtout la scoliose (fig. 3). Au toucher

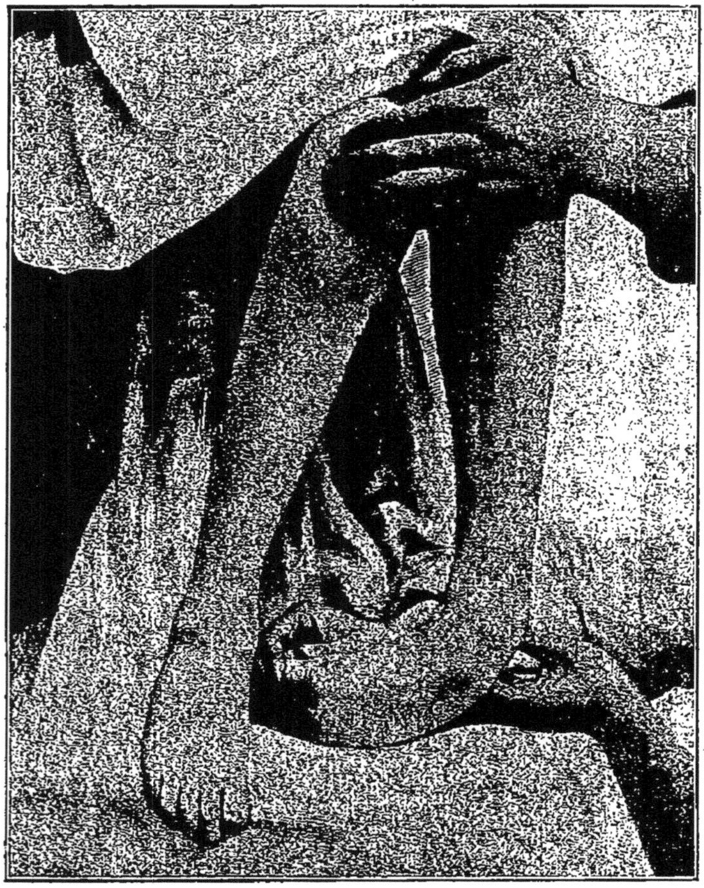

Fig. 1. — Pied bot tabétique, d'après Frenkel.

les muscles en état d'hypotonié ne donnent pas cette sensation particulière d'élasticité de la chair vivante, mais une sensation de flaccidité, de mollesse. Mais c'est surtout *pendant les mouvements actifs et passifs que l'hypotonie se révèle par une mobilité exagérée des articulations.*

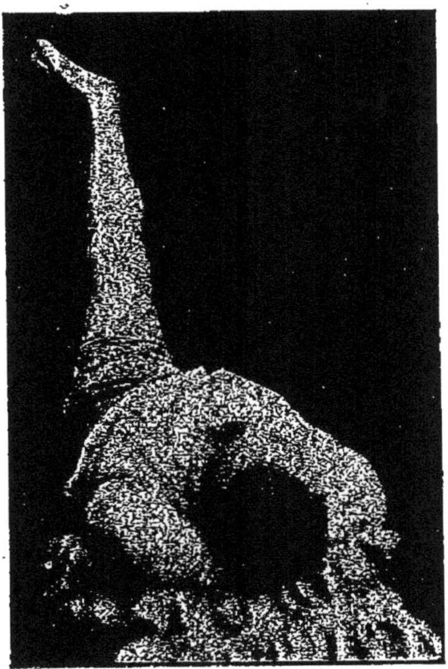

Fig. 2. — Rotation de la cuisse en dehors par suite d'hypotonie
des adducteurs de la cuisse.

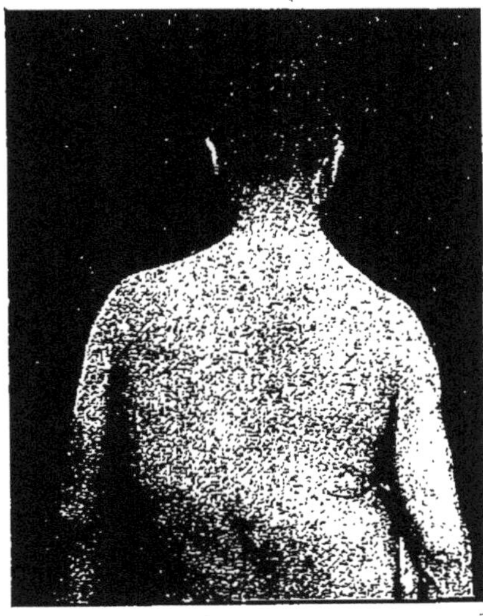

Fig. 3. — Scoliose tabétique par suite d'hypotonie des muscles longs
du dos.

On sait que dans des conditions physiologiques la mobilité de chaque articulation est limitée à un certain angle à peu près constant pour chaque articulation et si on essaie de dépasser cet angle, *les muscles antagonistes* du mouvement

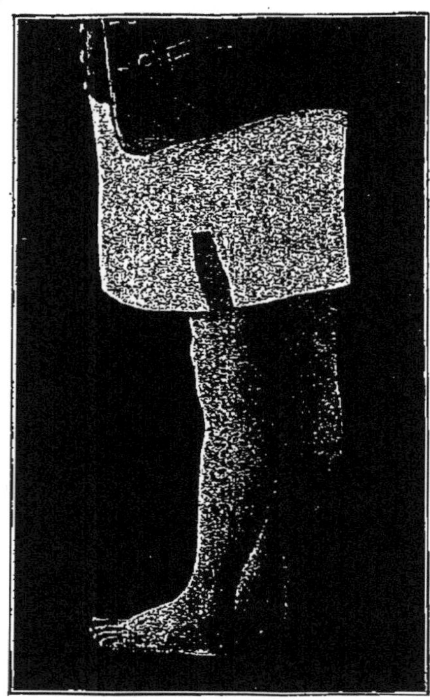

Fig. 4. — Hyperextension hypotonique des genoux, genoux arqués (d'après Frenkel).

qu'on imprime à l'articulation *cherchent à s'y opposer en se tendant et en devenant douloureux.* Or, quand il a hypotonie, l'angle articulaire peut être facilement franchi sans provoquer de la résistance des muscles antagonistes.

Si l'angle articulaire n'est dépassé que de quelques degrés on parle d'une *hypotonie légère.* Elle est au contraire *très intense,* quand les muscles antagonistes n'opposent plus aucune barrière à l'amplitude des mouvements articulaires (fig. 1 à 9).

Tous les muscles du squelette peuvent être dans le cours

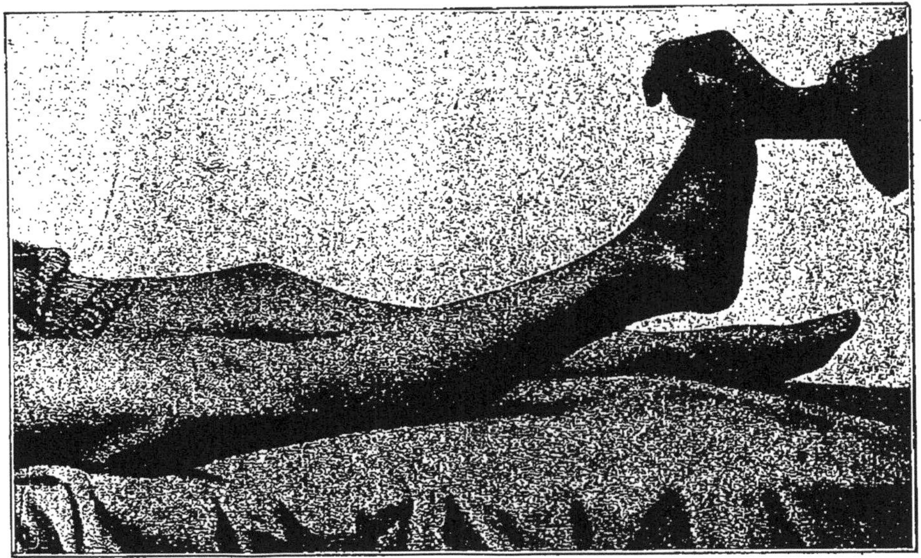

Fig. 5. — Hypotonie des muscles fléchisseurs de la jambe
et des ligaments croisés du genou (d'après Frenkel).

du tabès dorsal frappés d'hypotonie. Les désordres fonc-

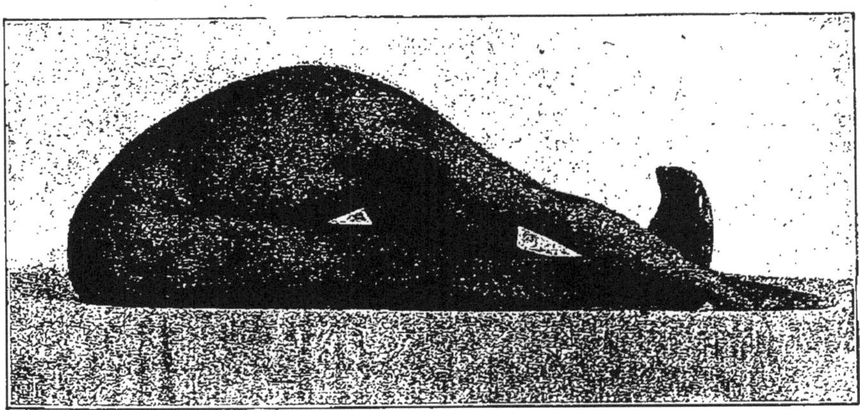

Fig. 6. — Hypotonie des muscles du bassin et de la colonne vertébrale
(d'après Frenkel).

tionnels seront naturellement sous la dépendance directe des fonctions physiologiques des muscles en état d'hypotonie. Ainsi l'hypotonie des muscles abdominaux aura pour conséquence de la ptose abdominale avec ses conséquences fonctionnelles : difficultés de miction et de défécation. L'hypotonie des muscles du dos amènera des déviations de la colonne vertébrale (fig. 3). Les conséquences les plus graves résultent

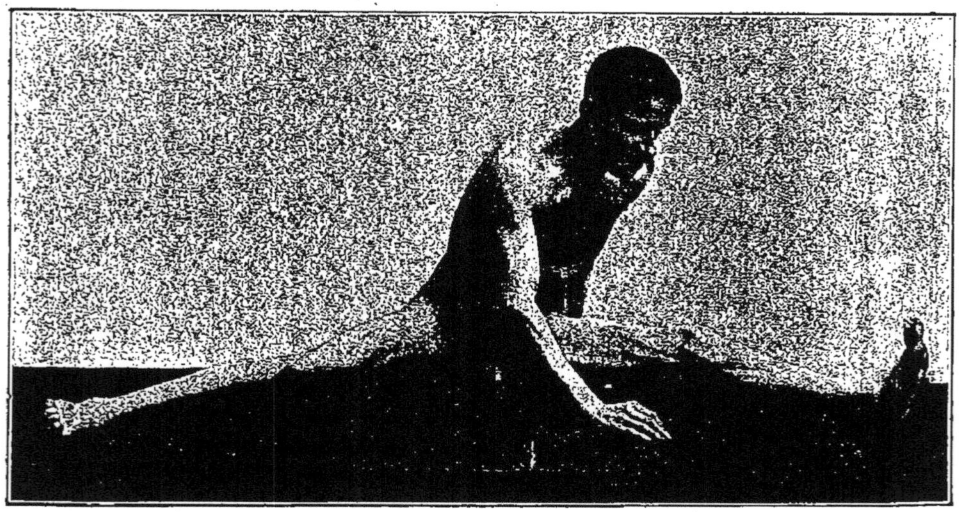

Fig. 7. — Forte hypotonie des muscles adducteurs de la cuisse avec relâchement des ligaments articulaires de la hanche (d'après Frenkel).

cependant pour les malades de l'hypotonie des muscles des extrémités inférieures. En effet ici les attitudes vicieuses et les dislocations articulaires compromettent plus ou moins sérieusement la possibilité de locomotion.

L'hypotonie musculaire ne se rencontre pas exclusivement dans le tabes dorsalis. Un certain degré d'hypotonie se voit dans les hémiplégies organiques avec contractures. Les groupes musculaires frappés de paralysie et antagonistes des muscles contracturés, ont leur tonus musculaire diminué (Babinski). Le même phénomène s'observe dans d'autres

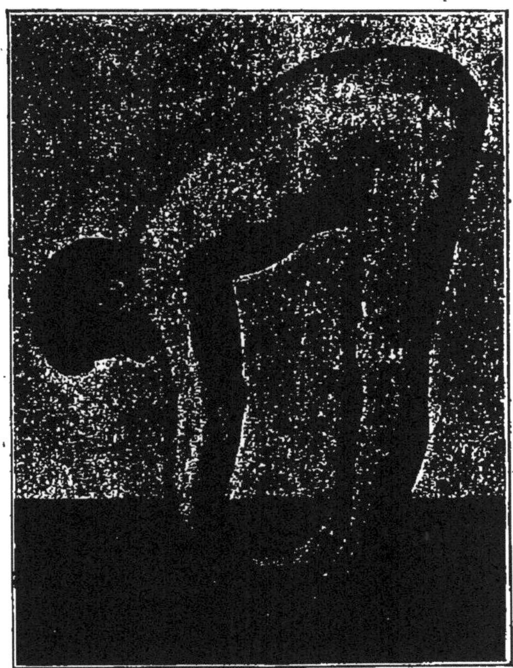

Fig. 8. — Hypotonie des muscles du bassin (fessiers), de la face postérieure de la cuisse (fléchisseurs de la jambe) et des muscles dorso-
lombaires (d'après Frenkel).

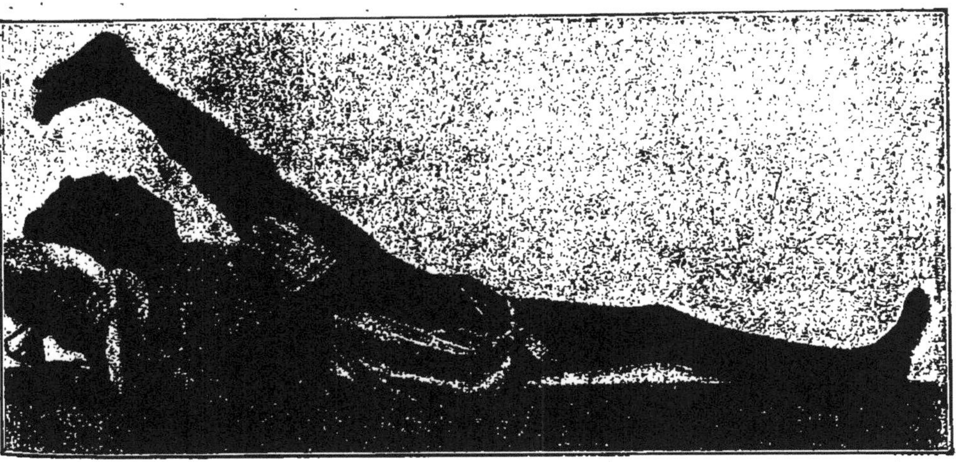

Fig. 9. — Forte hypotonie des muscles du bassin (fessiers) et des muscles
de la face postérieure de la cuisse (fléchisseurs de la jambe) (d'après
Frenkel).

maladies du système nerveux central accompagnées de paralysies spasmodiques : les groupes musculaires antagonistes des muscles spasmodiquement contracturés présentent un certain degré d'hypotonie. C'est ce qu'on observe dans la maladie de Little, dans les paraplégies spasmodiques, dans la paralysie spinale syphilitique d'Erb, etc. Il faut cependant reconnaître que dans tous ces états pathologiques l'hypotonie musculaire est loin d'avoir l'importance qu'elle a dans le tabès dorsal.

CHAPITRE IV

EXERCICES DE RÉÉDUCATION

Les exercices de rééducation motrice d'un tabétique, qu'il s'agisse d'un tabétique ataxique alité, c'est-à-dire qui ne marche plus ou très peu, qu'il s'agisse d'un ataxique qui marche encore relativement bien, quoique d'une façon désordonnée, en un mot à tous les degrés de l'ataxie locomotrice on doit toujours commencer le traitement par des exercices au lit. Pendant ces exercices le malade est couché sur un lit ou sur une couchette quelconque, les jambes complètement nues. La tête du malade est disposée de telle façon qu'il puisse voir et surveiller des yeux les moindres mouvements de ses jambes.

Pour les exercices debout et de marche on devra avoir à sa disposition une pièce spacieuse, bien éclairée, non encombrée de meubles. Sur le parquet un tapis cloué, ou un plancher *non ciré*. S'il s'agit d'un malade qui ne marche que très difficilement il est bon d'établir à la hauteur des mains du malade le long des murs des barres fixes. Au début du traitement nous adoptons un costume qui permet au malade de voir ses jambes le mieux possible. Il sera vêtu d'un caleçon collant genre maillot en coton, en laine ou en soie et d'une camisole-tricot de même étoffe. Il portera *des chaussures à lacets sans talons*. C'est le meilleur moyen d'éviter les renversements des pieds et les redoutables entorses. L'arsenal des appareils pour les exercices est réduit par nous au strict minimum.

Les appareils dont se servent Jacob, Frenkel et beaucoup d'autres sont pour la plupart inutiles et encombrants. Une ou deux cannes solides genre canne-béquille avec un bout en caoutchouc, forme ventouse, un escabeau, un plan incliné, quelques marches d'escalier, une dizaine de poutrelles en bois pour établir sur le plancher une série d'obstacles que le malade devra franchir en marchant, une bande noire large de 25 centimètres tout le long de la pièce, étendue et clouée sur le parquet, un morceau de craie pour dessiner sur le parquet des pas, voilà tout notre arsenal! Ce qui est plus important, c'est d'avoir deux aides forts et bien stylés pour soutenir le malade pendant les exercices de marche. En effet *la précaution essentielle pendant les exercices c'est de ne jamais exposer le malade à une chute*. La crainte d'une chute paralyse la volonté du malade et annihile tous ses moyens de locomotion.

Le médecin-rééducateur doit lui aussi faire preuve de certaines qualités que tout le monde, il faut bien le reconnaître, ne possède pas. Il ne suffit pas d'être un savant neurologiste pour faire un bon rééducateur. Il ne faut pas oublier qu'on a affaire à *des nerveux*, c'est-à-dire à des malades chez lesquels, à côté de leur affection médullaire organique, il existe un état mental particulier. Les ataxiques sont pour la plupart souvent des basophobes, c'est-à-dire qu'ils sont atteints de la crainte de marcher. La première vertu du médecin est d'inspirer à son malade de la confiance, une confiance absolue. Il faut que le malade s'abandonne à son médecin d'une façon complète. La deuxième vertu du médecin-rééducateur, *c'est la patience*. Avec les ataxiques à rééduquer il faut user d'énergie avec douceur et ne jamais se laisser aller à des paroles vives ou d'impatience. Il ne faut pas se lasser de répéter le même exercice, jusqu'à ce que le malade soit arrivé à un maximum de perfection dans l'exécution des mouvements.

Les exercices dont on fait usage pour corriger l'incoordination motrice tabétique et pour atténuer l'hypotonie musculaire comprennent :

1° *Les exercices des membres inférieurs ;*

2° *Exercices du tronc ;*

3° *Exercices des membres supérieurs.*

Les exercices des membres inférieurs se subdivisent en :

a) Exercices couchés, c'est-à-dire le malade étant couché sur un lit ou sur une chaise-longue.

b) Exercices assis, le malade étant assis sur une chaise ou un escabeau.

c) Exercices debout qui comprennent les exercices au repos ou d'équilibre statique, et exercices de locomotion.

MEMBRES INFÉRIEURS

a) **Exercices couchés.** — Ces exercices ont pour but de régulariser les mouvements actifs dans chaque segment articulaire et de corriger les attitudes vicieuses des membres occasionnées par l'hypotonie et par les troubles de la sensibilité.

Ce sont surtout deux articulations qui entrent ici en ligne de compte.

1° *L'articulation tibio-tarsienne ;*

2° *L'articulation coxo-fémorale.*

Articulation tibio-tarsienne. — Chez le tabétique-ataxique couché, le pied a une tendance à tomber en avant et se mettre en position de varus-équin (fig. 1). La cause de cette chute du pied se trouve dans les troubles de la sensibilité des *muscles fléchisseurs dorsaux du pied* (jambier antérieur, péronier antérieur et extenseur propre du gros orteil), dans la diminution de la sensibilité de la capsule et des ligaments de l'articulation tibio-tarsienne. Le pied étant entraîné par son propre poids — les couvertures du lit aidant peut-être aussi dans une certaine mesure — tombe en avant, le malade ne sentant pas cette chute par suite des troubles de la sensibilité. Par un mouvement passif on peut encore exagérer la flexion plantaire sans rencontrer de la résistance du côté des muscles antagonistes (fléchisseurs dorsaux). Il y a donc de l'hypotonie des muscles fléchisseurs dorsaux du pied. Si on appelle l'attention du malade sur cette attitude anormale du pied il réussit, sous *le contrôle de la vue,* à le redresser par un mouvement brusque qui généralement *dépasse le but* et le pied, après avoir été en *hyperflexion plantaire*, se place maintenant en *hyperflexion dorsale* avec extension du gros orteil.

Pour corriger cette attitude du pied on ordonnera au malade de redresser *tout doucement, lentement,* d'abord un pied, puis l'autre, puis les deux en même temps. Au début on lui recommandera de fixer avec ses yeux attentivement les mouvements que ses pieds exécutent.

Plus tard il exécutera ce mouvement en regardant le plafond. Plus tard encore il devra arriver à faire cet exercice *les yeux fermés.* Les autres exercices à faire dans les mêmes conditions sont : *mouvement d'adduction du pied, d'abduction et de circumduction.*

Une fois pour toutes nous répétons que le principe même de tous nos exercices, c'est qu'ils doivent être exécutés *avec la plus grande lenteur, sans secousse,* c'est-à-dire *en évitant tout mouvement saccadé et violent.*

On expliquera au malade le but de chacun des mouvements et l'importance d'arriver au maximum de régularité.

Articulation du genou. — Les mouvements de cette articulation sont peu modifiés chez le tabétique couché. Nous verrons que chez le tabétique debout et en marche les modifications dans ce segment articulaire acquièrent une importance de premier ordre. Les mouvements actifs de flexion et d'extension ne sont pas empreints d'une incoordination qui saute aux yeux. Par un mouvement passif d'hyperextension (fig. 5) on peut se rendre compte du degré d'hypotonie des muscles fléchisseurs du genou.

Articulation coxo-fémorale. — L'incoordination des contractions musculaires qui commandent les mouvements de cette articulation sont d'une importance de premier ordre. Dans la grande majorité des cas on trouve *au repos* la jambe *en abduction,* c'est-à-dire *en rotation externe,* ou en position de fracture du col fémoral. Cette attitude vicieuse qui se révèle au repos du malade a pour cause le manque de fonctionnement *des muscles adducteurs de la cuisse.* Abandonnée à son poids la cuisse tombe et se retourne *passivement* en dehors, c'est-à-dire en rotation externe. Si on ordonne au malade de lever la jambe d'une seule pièce, ce mouvement de rotation en dehors s'accentue encore davantage par suite de la prédominance que prennent les muscles abducteurs, (le tenseur du fascia lata, moyen fessier [en partie], le petit fessier). On voit alors le pied tourner sur lui-même et le talon se rapprocher de la ligne médiane (fig. 2). Si on fait exécuter au malade des mouvements d'adduction et d'abduction de la cuisse, le genou étant fléchi, on voit que le genou fait des oscillations à gauche et à droite ne pouvant que difficilement rester au repos dans la ligne médiane, surtout quand *le malade ne fixe pas sa cuisse avec les yeux*. Dans les mouvements passifs aussi bien que dans les mouvements actifs on peut constater une exagération anormale dans l'amplitude des excursions des mouvements que la jambe en extension exécute sur le bassin (voir fig. 9).

Il y a donc hypotonie musculaire et ataxie dans les groupes des muscles de la cuisse. Les exercices indiqués ici sont :

1° *Lever légèrement la jambe* à une *certaine hauteur* au-dessus du plan du lit et la reposer doucement sans secousse, sans la jeter. Répéter cet exercice une dizaine de fois, d'abord avec une jambe, ensuite avec l'autre.

2° *Lever la jambe* à une *hauteur moyenne* et la maintenir à cette hauteur *immobile*, la pointe du pied dirigée en haut. Ne pas permettre que la jambe exécute de la rotation sur son axe; ni en dehors, ni en dedans. Après l'avoir ainsi maintenue immobile pendant une à deux minutes, la faire redescendre doucement, sans secousses sur le plan du lit. Répéter le même exercice avec l'autre jambe.

3° *Plier le genou sans exécuter* des zigzags avec le talon sur le plan du lit. A expliquer au malade que la régularité de ce mouvement dépend de la contraction synergique des muscles qui maintiennent la cuisse en immobilité dans le plan médian (adducteurs et abducteurs de la cuisse).

4° *Étendre le genou dans les mêmes conditions*. Même exercice avec l'autre jambe.

5° *Plier le genou et exécuter avec la cuisse des mouvements d'adduction et d'abduction*. Exécuter ce mouvement 5 à 6 fois avec chacune des jambes. Ensuite avec les deux jambes ensemble.

Tous les exercices que nous venons d'énumérer seront exécutés d'abord sous le contrôle attentif de la vue, ensuite les yeux dirigés au plafond et plus tard les yeux fermés.

6° *S'asseoir dans le lit sans s'appuyer sur les mains, et sans que les jambes se soulèvent*. On sait, quand un ataxique-tabétique essaie de se mettre de la position couchée dans la position assise, ses jambes se soulèvent par un mouvement de bascule du bassin.

b) **Exercices assis.** — Le malade étant assis sur une chaise le dos appuyé, on lui fait exécuter les mêmes mouvements dans toutes les articulations des membres inférieurs que nous venons de décrire. Les conditions de l'équilibre statique étant différentes, le malade éprouvera plus de difficulté pour exécuter certains mouvements.

Voici la série des exercices que le malade aura à exécuter :

1° *Frapper le sol avec le pied.* — Le tabétique fait cela habituellement en deux temps, il frappe d'abord avec la pointe ensuite avec le talon. Le pied ne quitte pas non plus franchement le sol d'une seule pièce. Le talon se soulève d'abord pendant que la pointe du pied traîne encore par terre. On indiquera donc au malade que pour exécuter correctement ce mouvement il devra contracter synergiquement les fléchisseurs et les extenseurs du pied. Une autre circonstance est encore à prendre en considération pendant l'exécution du mouvement de frapper du pied le sol. Le tabétique a une fâcheuse tendance à frapper le sol avec le bord externe du pied. En effet, par suite de la prédominance de la contraction des muscles jumeaux et soléaire qui forment le tendon d'Achille, le pied a une tendance à se mettre en abduction (Duchenne). Si on n'y fait pas attention, une torsion du pied en dedans pourrait se produire. On veillera donc à ce que le malade soulève bien à plat le pied et frappe le sol avec toute la surface plantaire et d'un seul coup.

2° *Appuyer avec le pied fortement sur le sol.* — Pendant ce mouvement le genou ne devra pas vaciller à gauche et à droite.

3° *Étendre le genou* pour que la jambe forme une ligne droite avec la cuisse. S'il existe de l'hypotonie des fléchisseurs de la jambe, le genou se met alors *en hyperextension*. Le creux poplité forme une convexité au lieu de la concavité normale. Chez le malade debout on aura alors *les genoux arqués*. On mettra en garde le malade contre cette extension de la jambe à outrance, et on recommandera de laisser pendant cet exercice le genou plutôt *légèrement fléchi*. On fera exécuter au malade des mouvements de flexion et d'extension d'abord d'une jambe puis de l'autre, toujours dans les mêmes conditions : *le plus lentement et le plus régulièrement possible*, d'abord sous le contrôle de la vue, ensuite les yeux dirigés ailleurs et plus tard les yeux fermés.

4° Mouvements d'adduction et d'abduction des cuisses, la jambe fléchie, ensuite la jambe étendue. Cet exercice doit être exécuté avec la plus grande lenteur, à cause des oscillations du genou (la jambe étant fléchie) à gauche et à droite. Voilà comment cet important exercice doit être exécuté. Pendant que la cuisse est placée dans la ligne médiane on commande au malade de faire un mouvement d'abduction de la cuisse, sans renverser le pied, mais en soulevant simplement son bord interne. Ensuite le malade doit doucement ramener la cuisse dans la ligne médiane, sans dépasser le but. C'est là le premier temps de l'exercice. Le deuxième temps consiste à faire exécuter à la cuisse un mouvement d'adduction, le pied s'appuyant pendant ce mouvement sur son bord interne et relevant légèrement son bord externe. Le malade doit ensuite faire revenir la cuisse dans la ligne médiane très doucement, sans la jeter et sans dépasser la ligne médiane.

Ces mouvements d'adduction et d'abduction se feront alternativement avec les deux jambes 5 à 6 fois.

EXERCICES DU TRONC

Pendant longtemps le tronc a été négligé chez les tabétiques.

En Allemagne, un orthopédiste de génie, *Hessing* (de Gökkingen), fut le premier qui prétendait améliorer l'ataxie par un corset spécial. On faisait toutes sortes d'hypothèses pour expliquer l'amélioration réelle de l'incoordination motrice par ce corset dans certains cas. Or il se trouve que le corset de Hessing améliore les malades qui ont précisément l'ataxie du tronc. En immobilisant le tronc sur le bassin une des causes de l'incoordination est supprimée. Nous traiterons d'ailleurs plus loin, plus en détail, les effets du corset de Hessing.

Ce n'est que depuis les travaux de Frenkel qu'on a commencé à s'occuper du tronc chez le tabétique (Constensoux[1]). On peut trouver chez certains tabétiques-ataxiques des troubles de la sensibilité musculaire, articulaire et cutanée, de l'hypotonie musculaire, en un mot tous les éléments nécessaires pour constituer l'incoordination motrice. L'ataxie du tronc, quand elle existe, aggrave considérablement l'incoordination motrice des extrémités inférieures pendant la station debout et pendant la marche.

L'hypotonie des muscles du dos a pour conséquence des déviations parfois considérables de la colonne vertébrale (Voir fig. 3).

L'hypotonie des muscles du ventre amène la ptose abdominale avec constipation et paresse musculaire consécutives.

1. Constensoux. *Presse Médicale*, 1902.

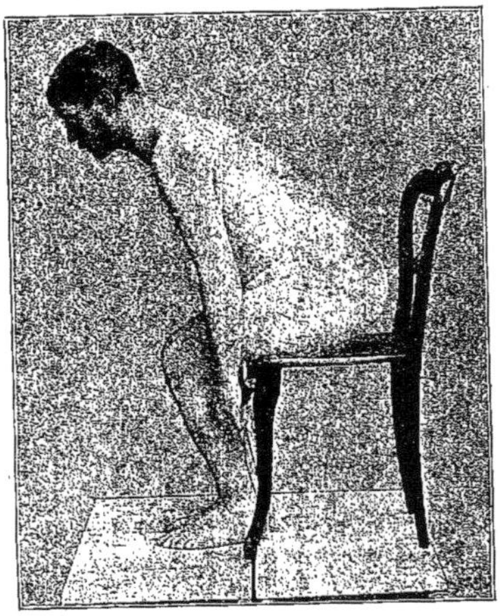

a

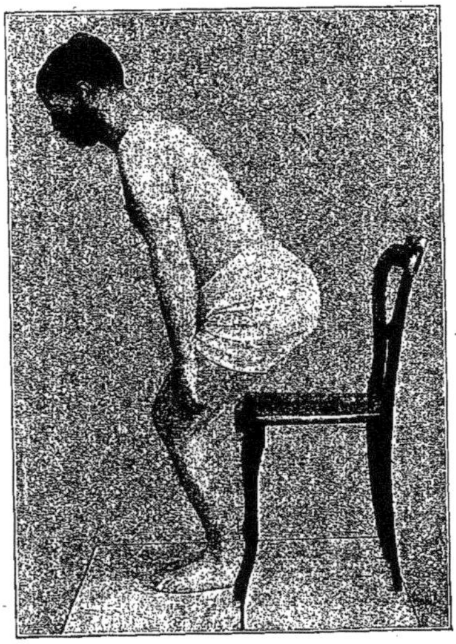

b

Fig. 10. — Les différentes phases de l'acte de se mettre debout dans les conditions normales (d'après Frenkel).
a. Flexion du tronc en avant. Flexion tibio-tarsienne. — b. Défléchissement. Le tronc reste toujours fléchi en avant. — c. Redressement graduel du tronc. Défléchissement tibio-tarsien. — d. Position debout.

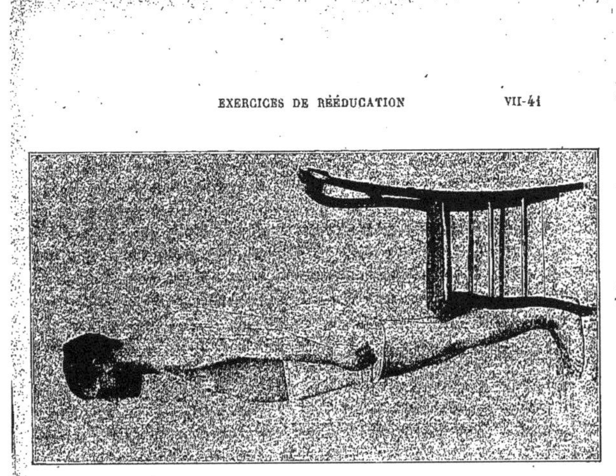

d

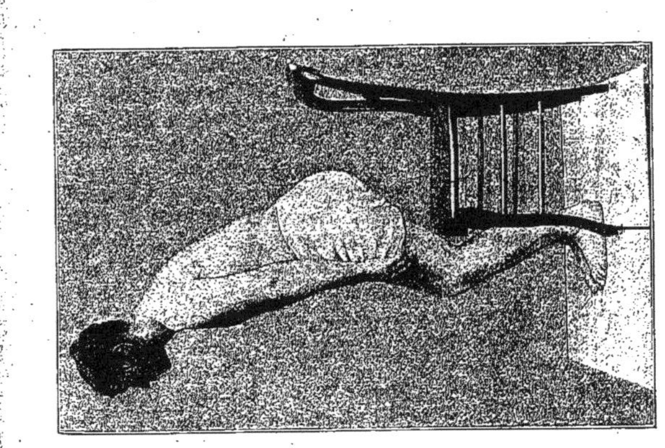

c

Pour corriger l'ataxie du tronc on fera faire au malade des exercices assis et des exercices debout.

Exercices assis. — Le malade est assis sur un escabeau le dos non appuyé. On lui ordonne de se tenir droit.

1° *Se tenir droit les mains reposées sur les cuisses,* regarder droit devant soi. Pencher le corps à gauche sans soulever la fesse droite. Ramener le corps dans la ligne médiane. Pencher le corps à droite sans soulever la fesse gauche. Ramener le corps dans la ligne médiane. Pencher le corps en avant. Pencher le corps en arrière sans que les pieds se déplacent. *Mouvement de torsion du corps à gauche et à droite.*

2° *Se tenir droit et exécuter avec les bras des mouvements dits de gymnastique.* — Projeter les bras en avant, de côté, en haut et en bas. Pendant ces mouvements le tronc devra rester tout à fait immobile.

3° *Se tenir droit les mains aux hanches* et porter le regard avec mouvement de la tête à gauche, au milieu, à droite, au milieu, en l'air, au milieu.

Tous ces mouvements seront exécutés d'abord les yeux ouverts, ensuite les yeux fermés.

EXERCICES DEBOUT

Commençons d'abord par apprendre à l'ataxique de se lever de son siège et de s'y asseoir. Ce sont là des problèmes difficiles pour nos malades.

L'ataxique ne s'asseoit pas, il se laisse lourdement tomber projetant souvent les pieds en l'air. Il ne se lève pas comme tout le monde en pliant la jambe sur le pied, la cuisse sur la jambe et le bassin sur la cuisse (fig. 10). L'ataxique commence par écarter les jambes (fig. 11 et 12) pour rendre évidemment la base de sustentation plus solide.

Au lieu de mettre les pieds légèrement en arrière comme l'homme normal (fig. 10 *a*) il commence par les projeter en avant, puis il se dresse d'une seule pièce (fig. 12) en laissant

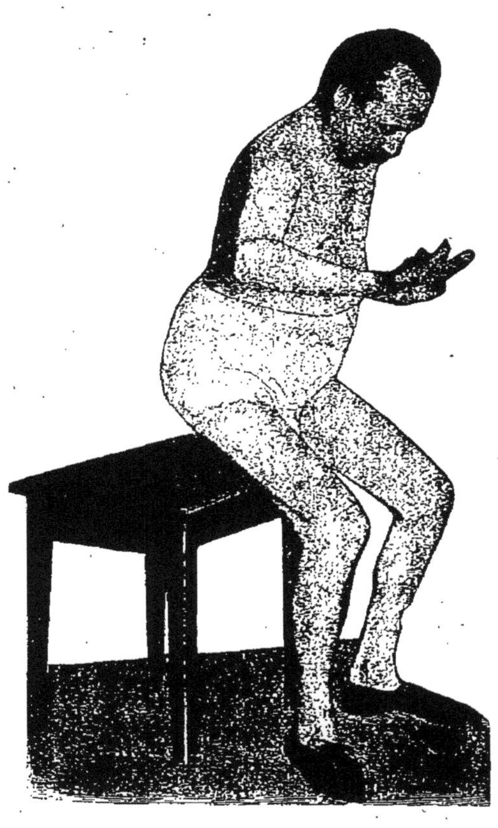

Fig. 11. (d'après O. Foerster). — *Première phase* de se lever d'un siège d'un tabétique-ataxiqué. Défaut de flexion du tronc en avant. Défaut de flexion tibio-tarsienne.

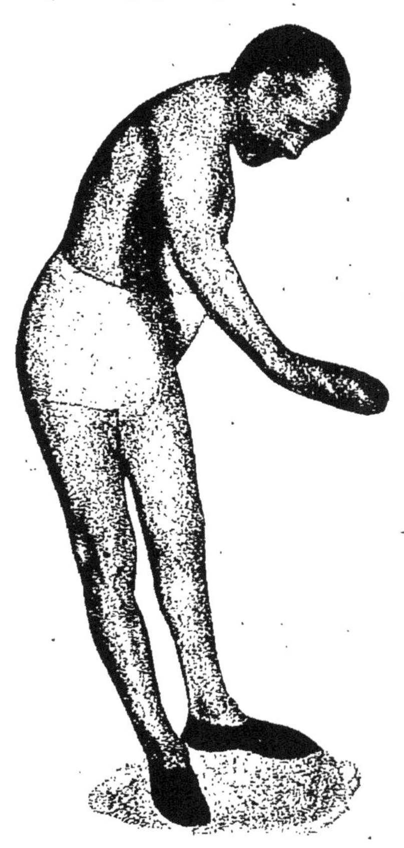

Fig. 12. (d'après O. Foerster). — *Deuxième phase* de l'acte de se lever d'un tabétique-ataxique. — Par suite de l'extension prématurée du genou et de l'absence de la flexion tibio-tarsienne, tout le corps penche en arrière.

le tronc en arrière et en s'arcboutant sur ses genoux avec une telle force que la chaise sur laquelle il était assis est projetée en arrière. Ce dernier mouvement a pour but évidemment de projeter le haut du corps en avant et empêcher ainsi le malade de tomber en arrière.

On se mettra en face du malade et on lui expliquera le but de chacun des mouvements qui entrent dans l'acte de se mettre debout.

Pour le mettre à l'abri d'une chute éventuelle et pour lui inspirer confiance, deux aides se tiendront près du malade, un de chaque côté de la chaise (fig. 15).

Pour se lever et se mettre debout on ordonnera les mouvements suivants :

Premier mouvement. — Mettre les pieds légèrement en arrière et bien les caler (fig. 10 *a*).

Deuxième mouvement. — Plier le corps en avant (fig. 10 *a*).

Troisième mouvement. — Déplier lentement les genoux (fig. 10 *b*).

Quatrième mouvement. — Redresser le corps (fig. 10 *d*).

Pour s'asseoir le malade qui se trouve devant un tabouret commencera par plier simultanément les jambes sur les pieds et les genoux. Au fur et à mesure que l'angle de cette flexion augmentera, il pliera le corps en avant, car autrement le centre de gravité restera en arrière et le malade tombera sur son siège (fig. 11). Le malade ne redressera le tronc qu'au moment où les fesses toucheront la surface du tabouret.

EXERCICES D'ÉQUILIBRE STATIQUE

Ces exercices se font pendant que le malade est debout et ont pour but d'améliorer sa faculté de se tenir debout immobile et d'exécuter sur place différents changements d'attitude des segments articulaires.

1° *Se tenir debout immobile.* — Le malade se tient

debout immobile dans la position du soldat sans armes, les talons rapprochés, les pointes des pieds légèrement écartées.

Conserver cette pose en portant le regard en avant.

Conserver cette pose en portant le regard à gauche.

Conserver cette pose en portant la tête à droite.

Conserver cette pose en portant le regard en haut.

Conserver cette pose en fermant les yeux.

2° *Conserver l'immobilité* des membres inférieurs et du tronc en faisant avec les bras des mouvements dits de gymnastique (projeter les bras en avant, en haut, etc.).

3° *Flexion du tronc en avant, à gauche, à droite.* — Ne pas exagérer cette flexion du tronc en avant pour arriver par exemple à toucher avec les doigts le sol sans plier les genoux, comme certains tabétiques atteints d'hypotonie des muscles du dos, des fesses et de la face postérieure des cuisses sont si fiers de pouvoir faire (fig. 8). De telles prouesses ne sont d'aucune utilité et augmentent au contraire la distension des ligaments et des capsules articulaires.

4° *Flexion des genoux.* — Expliquer au malade que pour conserver l'équilibre dans cette position et ne pas tomber en arrière, le tronc doit faire une légère flexion en avant. Augmenter graduellement l'angle de flexion des genoux. Les défléchir également très lentement.

5° *Se tenir sur un pied* en pliant la jambe qui est en l'air.

6° *Se tenir sur la pointe des pieds.*

Pendant les exercices 4 et 5 se tenir les mains aux hanches.

Il est bien entendu que tous les exercices d'équilibre sur place comme du reste tous les exercices desquels nous parlerons plus loin se feront d'abord sous le contrôle le plus attentif de la vue. Ce n'est que petit à petit et à mesure que le malade sera de plus en plus entraîné qu'on lui permettra de distraire ses yeux du membre en mouvement. Pour éviter des redites nous ne mentionnerons plus ces particularités.

EXERCICES DE LA LOCOMOTION

Le problème de la locomotion chez le tabétique est d'une importance capitale pour la rééducation. Les exercices propres à réapprendre à l'ataxique la marche seront naturellement différents selon le degré de l'incoordination motrice. Il est clair qu'on ne pourra pas soumettre aux mêmes exercices le malade qui ne sait plus marcher du tout et ne se tient debout que soutenu des deux côtés (fig. 15) et le malade qui marche encore à l'aide d'une canne tout seul quoique d'une façon désordonnée.

Dans les cas graves, quand le malade ne peut plus du tout se tenir debout sans être fortement soutenu des deux côtés (fig. 15), le problème le plus difficile et en même temps le plus urgent est de lui réapprendre à placer convenablement son centre de gravité. Sans cela il sera incapable de placer un pied devant l'autre. Ce n'est que lorsque ce but sera atteint, c'est-à-dire lorsqu'il aura réalisé son équilibre statique, qu'on pourra lui enseigner la marche proprement dite.

Pour l'ataxique qui marche encore, il s'agira, au moyen d'exercices appropriés à son état d'incoordination motrice, de lui fournir la possibilité de corriger les défectuosités de sa démarche, d'augmenter la stabilité de son équilibre et de prévenir la dislocation de ses articulations.

L'homme normal, avant de se mettre en marche, touche le sol des deux pieds en même temps. Pour exécuter un pas en avant, en partant par exemple du pied droit, il commence par porter le poids du corps sur la jambe gauche. La jambe droite est alors libérée et peut quitter le sol. Pour ce faire elle fléchira légèrement le genou, la cuisse et le pied (flexion dorsale). La jambe droite sera alors en l'air. Par ses propres moyens elle ne pourra cependant pas avancer dans l'espace pour exécuter le pas en avant. Le pied gauche qui est resté jusqu'à présent immobile se soulève alors sur son talon et tout le corps bascule en avant. Le genou droit s'étend et la jambe droite touche le sol avec le talon droit. Au fur et à mesure que la plante du pied droit touche avec la plus grande partie de sa surface le sol, la plante du pied gauche se soulève de plus en plus et le centre de gravité du corps se déplace de plus en plus en avant (voir fig. 13 A, B, C). Tout le poids du corps se trouve maintenant sur la jambe qui a exécuté le pas en avant, dans notre cas la jambe droite. C'est la jambe gauche qui est maintenant la libérée. Elle se pliera dans le genou et le pied (flexion dorsale), ensuite dans la cuisse. Ce dernier mouvement la fera passer devant la jambe droite. Le genou gauche s'étendra. Le corps exécutera un mouvement de bascule en avant sur le pied droit qui se soulèvera du talon et le pied gauche touchera le sol de son talon. Ce sont là les phases de la marche normale, que nous connaissons par les travaux de Duchenne de Boulogne, de Paul Richer, de Frenkel, de O. Foerster.

Au point de vue de l'équilibre il faut distinguer d'après Paul Richer deux phases principales de la marche : *la phase du double appui*, pendant laquelle les deux jambes touchent le sol simultanément par une partie au moins de la plante de leurs pieds, et *la phase de l'appui unilatéral* pendant laquelle il n'y a qu'un pied qui touche le sol (fig. 13 A). C'est pendant la phase de l'appui bilatéral qu'a lieu le déplacement du centre de gravité d'arrière en avant.

Voyons maintenant comment les choses se passent chez l'ataxique. Déjà dans sa manière de se tenir debout avant de se mettre en marche l'ataxique se distingue de l'homme normal. Pour gagner de la stabilité il élargit sa base de sustentation et écarte les jambes par un mouvement d'*abduction des cuisses*. Mû toujours par la même crainte de manquer

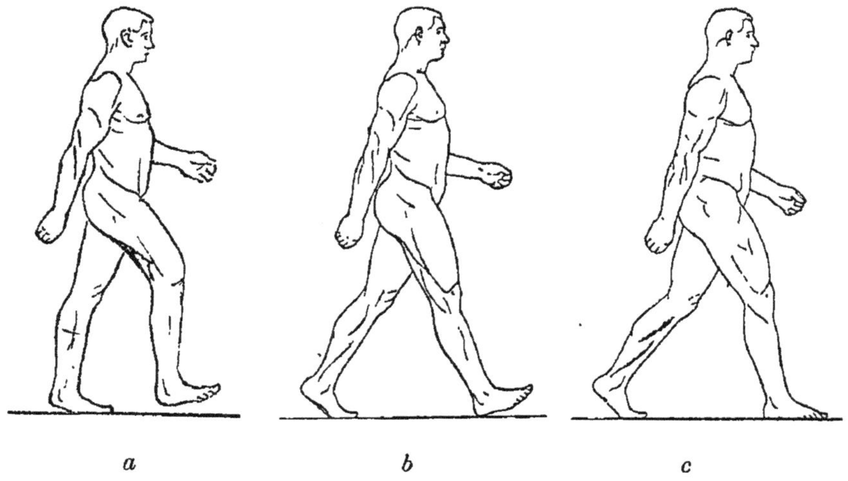

Fig. 13. — Les phases de la marche chez l'homme normal
(d'après Paul Richer).
a. Phase de l'appui unilatéral. — *b*. et *c*. Phases du double appui.

d'équilibre, l'ataxique tâche de réduire au minimum la phase de l'appui unilatéral. *De là la démarche rapide de l'ataxique et l'impossibilité pour lui de s'arrêter brusquement.* L'ataxique, en marchant, ne détache pas la plante du pied du sol progressivement comme l'homme normal. Il détache la plante d'un pied d'un seul coup, après que la plante de l'autre pied touche le sol de toute sa surface. De là *la démarche pesante de l'ataxique.* Mais pour pouvoir rester à un moment donné collé au sol avec les deux pieds tout en voulant avancer le corps en avant, le malade est obligé d'exécuter un mouvement *d'hyperextension dans l'articulation des genoux* (voir le schéma, fig. 14).

Les malades qui ne peuvent pas se tenir debout seuls seront soutenus des deux côtés comme le représente la figure 15.

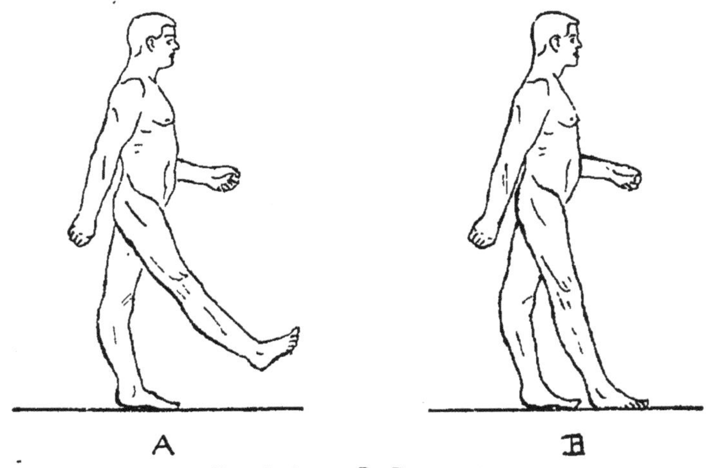

A   B

(Dessiné par P. Bertrand).

Fig. 14. A. — Phase de l'appui unilatéral pendant la marche de l'ataxique : le corps n'est pas penché en avant comme dans les conditions normales (comparez Fig. 13 A). La flexion tibio-tarsienne et le détachement du talon du sol manquent également. Hyperextension du genou de la jambe restée en place.

Fig. 14. B. — Phase du double appui chez l'ataxique. Les talons touchent terre avec toute leur surface en même temps. La flexion tibio-tarsienne fait défaut. Tension extrême des genoux.

Une fois le malade debout, on l'engage à bien regarder ses jambes et à fixer ses pieds au sol. Il est rare qu'au bout de quelques séances le malade n'arrive pas à se tenir debout sans se laisser choir sur les personnes qui le soutiennent. Une fois le malade en état de pouvoir se tenir debout, quoique soutenu des deux côtés, il exécutera les mêmes exercices que les ataxiques qui se tiennent debout soit tout seuls, soit à la barre, soit à l'aide d'une canne.

1° *Avancer le pied droit d'un pas.* — On expliquera au

Fig. 15-16. — Exercices de marche d'un ataxique qui ne sait plus se tenir debout tout seul. Appui bilatéral.

malade que, pour exécuter ce mouvement, il devra d'abord porter tout le poids de son corps sur la jambe gauche. Il pliera ensuite légèrement le pied droit (flexion dorsale), fléchira le genou et la cuisse. Il fléchira ensuite tout le corps sur le pied

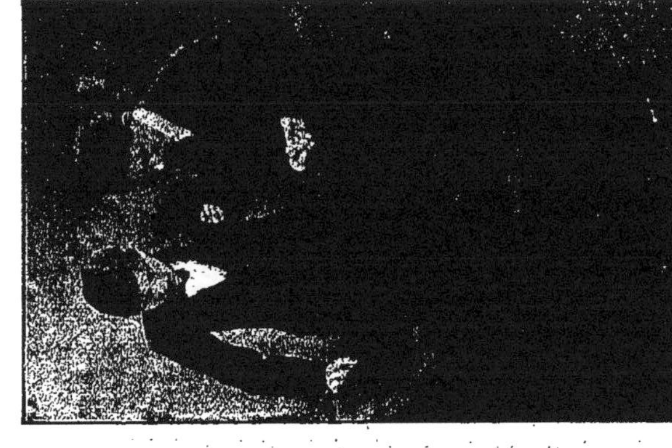

Fig. 17-18. — Exercices de marche d'un ataxique qui ne sait plus se tenir debout tout seul. Appui unilatéral.

gauche, allongera la jambe droite et posera le pied droit par terre en commençant par le talon. Il portera ensuite le poids du corps sur la jambe gauche en soulevant légèrement le talon gauche.

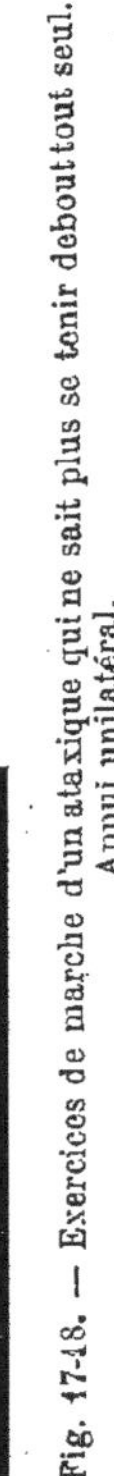

2° *Ramener le pied droit à la place qu'il occupait primitivement.* — Dans le précédent exercice le malade est resté penché sur la jambe droite, le talon gauche légèrement soulevé. Le premier mouvement sera donc de porter le corps sur la jambe gauche. Le talon gauche touchera de nouveau terre. Le malade soulèvera ensuite la pointe du pied droit (flexion dorsale du pied), fléchira légèrement le genou et la cuisse, portera la jambe en arrière et placera le pied à côté de l'autre pied.

3° *Répéter ces deux exercices plusieurs fois avec chaque jambe.* — Au début l'exercice se fera sous le contrôle le plus rigoureux de la vue. Ensuite le malade pourra distraire son regard, regarder droit devant lui, ou au plafond. Chez des malades très améliorés on essaiera même de le faire faire les yeux fermés, tout en les soutenant en cas de chute.

4° *Porter le pied gauche d'un pas en arrière.* — Porter le poids du corps sur la jambe droite et en avant en faisant basculer tout le corps dans l'articulation du pied droit. Pendant ce temps le pied gauche se soulèvera du talon. Fléchir ensuite le pied gauche (flexion dorsale) et le genou légèrement. Porter la jambe gauche en arrière, en défléchissant le corps qui était penché sur le pied droit, étendre le genou gauche et placer le pied par terre. Porter le poids du corps sur la jambe gauche qui est en arrière.

5° *Remettre le pied gauche à sa place primitive.* — Porter de nouveau le poids du corps sur la jambe droite. Fléchir le genou gauche, la cuisse, porter la jambe en avant, étendre la cuisse, le genou et placer le pied à côté du pied droit.

6° *Répéter le même exercice avec le pied droit.*

7° *Exécuter avec la jambe gauche un mouvement latéral.* — Ce mouvement a pour but d'exercer la synergie des contractions des adducteurs et des abducteurs de la cuisse.

Porter le poids du corps sur la jambe droite en se penchant légèrement de ce côté, par un mouvement des abducteurs de la cuisse porter la jambe de la longueur d'un pas en dehors. Placer le pied par terre et pencher le corps du côté gauche.

8° *Reporter la jambe gauche à sa place primitive.*

Faire le même exercice avec la jambe droite.

Pour augmenter la précision des exercices, on dessinera sur le plancher avec de la craie des semelles, où le malade devra placer exactement les pieds.

9° *Changement de direction.* — On connaît les difficultés qu'éprouve le tabétique-ataxique de tourner sur lui-même pour changer la direction de la marche. Il titube, s'empêtre dans ses jambes, manque de tomber et exécute une masse de mouvements inutiles. On lui apprendra à se retourner en décomposant cet acte moteur difficile en *quatre quarts de tour* (schéma fig. 19).

a) *Premier quart de tour à gauche.* — Raidir la jambe gauche. Rotation de la cuisse en dehors, en faisant décrire avec la pointe du pied un quart de cercle, dont le talon du pied est le centre *et ne quitte pas sa place.* Le pied droit se place alors à côté du pied gauche. Le premier quart du tour est fait (I du schéma fig. 19). Dans les mêmes conditions se font les autres trois quarts du tour (voir le schéma).

b) *Tourner à droite* en décomposant le mouvement de la même façon que pour le tour à gauche.

10° *Exécuter une vingtaine de pas en avant.* — Nous ne reviendrons pas ici sur la décomposition du mouvement de marche en avant. Disons seulement que pour la régularité des pas, on comptera à haute voix, et qu'au commandement halte ! le malade devra s'arrêter. On tâchera d'obtenir des pas réguliers, lents. En dessinant sur le parquet la longueur des pas, on fera faire aux malades des promenades tantôt aux pas courts, tantôt aux pas allongés.

11° *Marcher en arrière.*

12° *Marcher de côté (marche latérale).*

13° *Marcher sur une bande étroite* dessinée sur le parquet sans dévier latéralement.

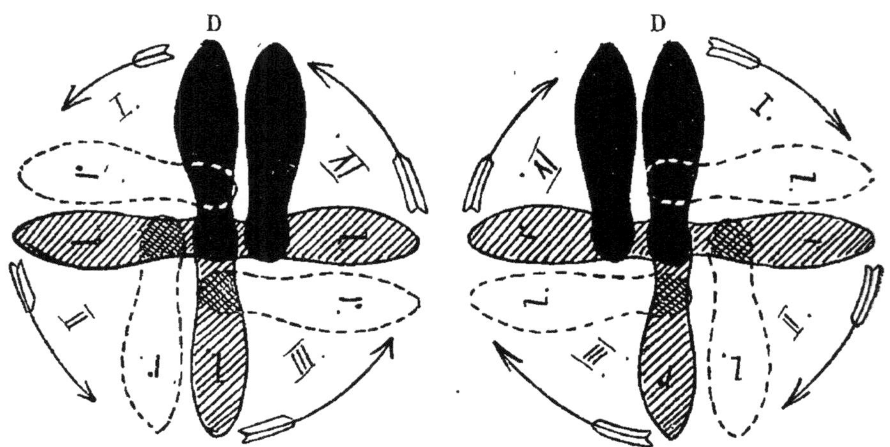

Fig. 19. — Schéma indiquant la position des pieds pour exécuter un tour complet (d'après Frenkel).

La flèche indique la direction. Le bout du pied décrit 4 quarts d'un cercle dont le centre est formé par le talon.

14° *Marcher sur une ligne,* comme si on marchait sur une corde raide. Excellent exercice d'équilibre !

15° *Marcher en évitant des obstacles semés sur la route.* — On placera de distance en distance des carrés de bois. Le malade en marchant devra éviter ces obstacles et ne pas buter contre.

16° *Marcher, les genoux légèrement fléchis.* — Excellent exercice pour combattre l'hyperextension des genoux.

17° *Monter et descendre un plan légèrement incliné.*

18° *Monter et descendre les marches d'un escalier sans se tenir à la rampe.*

Les deux derniers exercices exigeront une attention toute
spéciale de la part du malade, car ils comportent des difficultés toutes particulières au point de vue de l'équilibre.

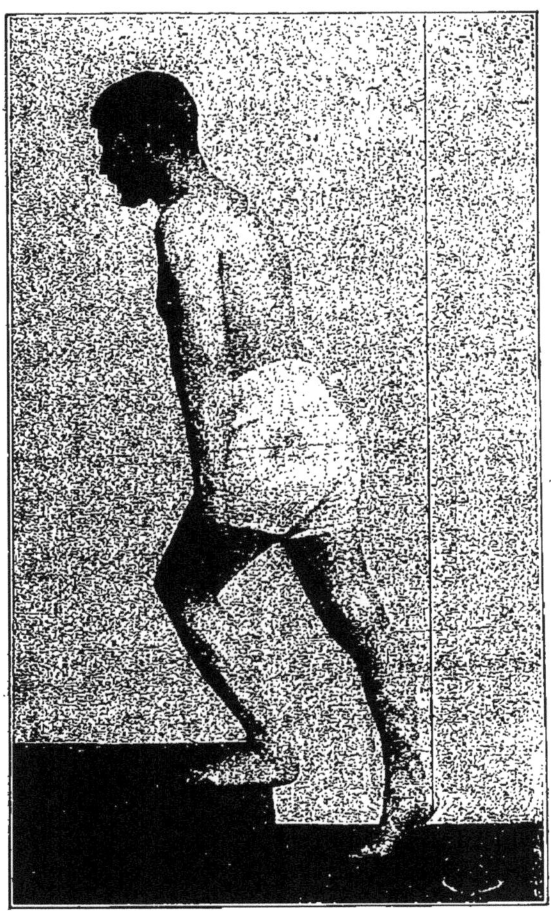

Fig. 20. — La façon dont un homme normal monte un escalier
(d'après Frenkel).

Dans les conditions normales, pour monter une pente ou
les marches d'un escalier on commence par fléchir le pied,
le genou et la cuisse de la jambe qui avance la première.
Ensuite par un mouvement de contraction synergique et

combinée des muscles du mollet de la jambe qui est restée en arrière et des extenseurs de la jambe qui est en avant, le corps est hissé en haut. Sur la figure 20 on voit de quelle manière la contraction des muscles du mollet droit soulève le talon et

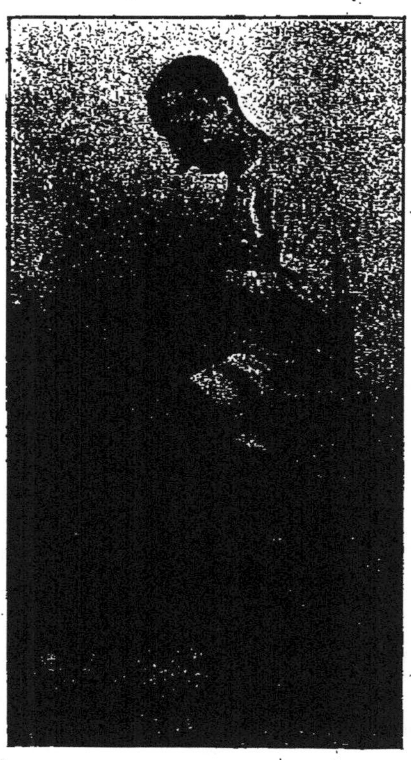

Fig. 21. — La façon dont un tabétique-ataxique monte un escalier. Le pied resté en arrière touche le sol avec toute la surface de la plante. La projection du corps en haut par la contraction des muscles du mollet manque donc totalement. La flexion tibio-tarsienne de la jambe d'avant manque également. Flexion exagérée du genou. Le corps reste en arrière.

projette le corps en avant et en haut. Le défléchissement du genou gauche fait le reste.

Le tabétique s'y prend tout autrement (fig. 21). Le talon de la jambe qui est restée en arrière ne se soulève pas. Tout le

poids du soulèvement du corps est réservé à la jambe qui est
en avant et à la main qui se cramponne à la rampe.

Pour descendre les marches d'un escalier, l'ataxique raidit

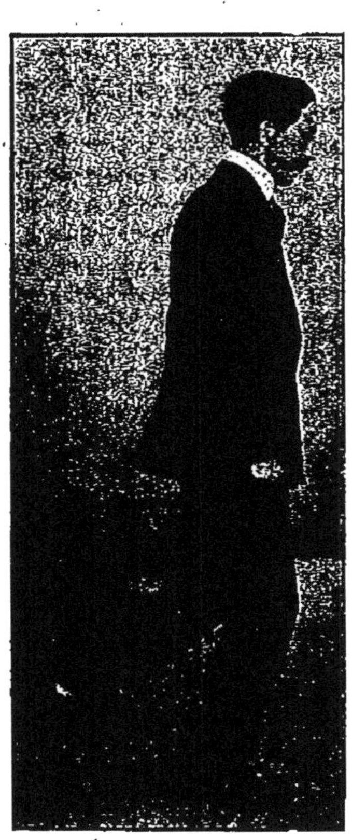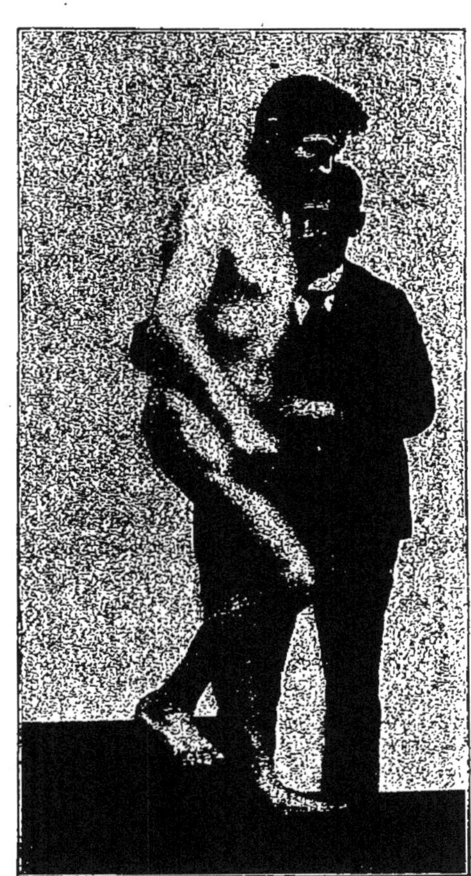

Fig. 22.   Fig 23.

Fig. 22. — Descente d'un escalier de l'homme normal.
Fig. 23. — Descente d'un escalier d'un ataxique (d'après Frenkel). Le
   malade avance la jambe en laissant le corps en arrière. Défaut de
   flexion du pied et du genou de la jambe qui avance la première.

la jambe qui descend la première et met le genou en hyperextension (fig. 23). De crainte de tomber en avant il laisse le
corps en arrière et fléchit fortement la cuisse, le genou et le
pied de la jambe qui est en haut et en arrière.

Il faudra donc décomposer tous ces mouvements pour les apprendre à l'ataxique. A cause du danger de tomber on sera tenu à la plus grande et à la plus étroite surveillance des malades pendant ces exercices qui comptent certainement parmi les plus difficiles pour les ataxiques.

Les exercices que nous venons de décrire contiennent tous les éléments nécessaires pour corriger l'incoordination motrice du tronc et des membres inférieurs et, pour refaire leur éducation motrice. Il ne faudra cependant pas croire que tous les ataxiques tabétiques devront être, sans distinction, soumis *à tous ces exercices* et rien qu'à ces exercices. Au contraire, il n'existe sûrement pas de maladie dans laquelle on est obligé de tant individualiser que dans le tabès. C'est au médecin rééducateur de choisir, après un minutieux examen de la sensibilité musculo-articulaire, de l'hypotonie musculaire, de l'état des relâchements articulaires, des forces musculaires, etc., quels seront les exercices auxquels il jugera utile de soumettre son malade. Dans des cas très avancés d'ataxie on fera bien de supprimer toute marche et tout exercice en dehors des exercices de rééducation. Tant qu'on a le malade en traitement *on ne devra jamais tolérer des exercices de rééducation en dehors de la présence et sans la surveillance directe du médecin* (Hirschberg).

La durée des séances de rééducation est très différente et dépend naturellement d'abord du degré de l'ataxie et ensuite de l'état général et des forces du malade. On connaît cette particularité de l'altération de la sensibilité musculaire du tabétique-ataxique qui fait que ces malades ne ressentent pas la fatigue d'un travail musculaire (Topinard, Hirschberg, Frenkel). On ne se rapportera donc pas à ce que dira le malade qui a toujours tendance à exagérer la durée des séances. Nous avons l'habitude de faire faire les exercices journellement et si possible, deux séances par jour, chaque séance d'une durée d'une heure. Le malade pendant cette heure ne travaille effectivement que pendant une demi-heure, car après 10 minutes de travail le malade se repose 10 minutes. Les exercices se feront le matin ou le matin et le soir avant dîner. On fera bien d'inviter les malades de vider l'intestin et la vessie avant les exercices, pour éviter l'échappement des gaz, des matières fécales ou de l'urine pendant les exercices, choses fréquentes chez les tabétiques. Des petites douleurs fulgurantes ne doivent pas empêcher les exercices. Au contraire, on observera fréquemment que les exercices agissent d'une façon calmante sur les douleurs fulgurantes, quand celles-ci ne sont pas toutefois trop violentes. Cependant des crises de grandes douleurs interdisent tout exercice musculaire (voir plus loin les contre-indications de la rééducation motrice).

L'HYPOTONIE MUSCULAIRE

Pour lutter victorieusement par les exercices de rééducation contre l'incoordination motrice il est indispensable qu'on ne soit pas gêné par les effets d'une hypotonie musculaire trop prononcée et ses conséquences articulaires. Il est de la plus grande importance pour l'avenir de l'ataxique au point de vue locomoteur de dépister de bonne heure la mobilité exagérée des articulations et d'en prévenir l'aggravation par des exercices appropriés et parfois même par des moyens orthopédiques.

Pour prévenir le renversement du pied en dedans et les entorses dans l'articulation tibio-tarsienne, on recommandera aux malades des chaussures à lacets et à talons larges et plats. On recommandera de renforcer le cuir dans la région des malléoles pour donner plus de stabilité aux ligaments articulaires.

On connaît la déviation caractéristique des genoux chez le tabétique-ataxique, *les genoux arqués,* qui provient de l'hypotonie des muscles fléchisseurs de la jambe sur la cuisse et de la rupture de la synergie des contractions des muscles fléchisseurs et extenseurs de la jambe, synergie indispensable pendant la marche et la station debout. Cette déviation va toujours en augmentant, rend la marche très pénible et peut aboutir à l'arrachement des ligaments croisés du genou (Hirschberg). Pour prévenir l'augmentation de la déviation antéro-postérieure des genoux nous recommandons à nos ataxiques de porter un appareil analogue à celui dont on se sert en chirurgie après une résection de l'articulation du genou. Les organes essentiels de cet appareil sont deux tiges en acier qui courent le long du bord externe et interne de la jambe et de la cuisse, sont articulées à la hauteur du genou et l'empêchent de se mettre en hyperextension. Les mouvements du malade ne sont nullement gênés, puisque le malade peut facilement fléchir le genou, il ne peut toutefois étendre la jambe au delà des limites normales. Des courroies circulaires maintiennent en place les tiges recouvertes de cuir ou d'étoffe. Dans des cas légers une genouillère en tissu caoutchouté ou en cuir suffit pour renforcer les ligaments du genou. Ces moyens orthopédiques ne doivent pas naturellement supprimer les exercices de rééducation propres à combattre la déviation du genou et qui consistent dans la flexion de la jambe soit au lit, soit assis, soit debout ; dans la station debout et la marche avec les genoux légèrement fléchis (voir plus haut les exercices).

L'ataxie du tronc et l'hypotonie des muscles de la colonne vertébrale gênent considérablement la marche des tabétiques

en diminuant l'équilibre statique et kinétique de l'organisme
en entier. Dans beaucoup de cas l'impotence motrice paraît
beaucoup plus grave qu'elle ne devrait être de par l'ataxie
des jambes. Nous avons indiqué plus haut les exercices
propres à combattre l'ataxie et l'hypotonie du tronc. Nous
tenons seulement à insister ici sur le bénéfice rapide que reti-
rera le malade de l'usage dans ces cas d'un corset immobilisant le tronc sur le bassin tel que *le corset Hessing*. Tout
orthopédiste habile peut fabriquer un corset de ce genre, dont
les organes essentiels se composent de deux tiges en acier qui
ont leur point d'appui sur une lame solide d'acier *moulée sur
les crêtes iliaques* du bassin. En haut, sous les aisselles, les
tiges d'acier forment béquilles et supportent deux croissants
rembourrés. Le tronc ne repose plus ainsi sur la colonne
vertébrale seule, mais aussi sur les tiges du corset qui immo-
bilisent le tronc sur le bassin. Les malades n'étant plus gênés
par les mouvements incoordonnés et les déplacements involontaires du tronc peuvent mieux surveiller et guider leurs
jambes. C'est ainsi que nous expliquons l'amélioration de la
marche avec l'usage du corset Hessing.

L'ATAXIE DES MEMBRES SUPÉRIEURS

La structure anatomique et les fonctions physiologiques
des extrémités supérieures font que l'ataxie se manifeste ici
d'une façon différente que dans le reste du corps. Les membres supérieurs n'ont pas notamment à supporter le poids du
corps ni à régler à la façon du tronc et des jambes l'équilibre
statique et kinétique du corps. Les fonctions motrices des
bras et des mains sont plus délicates et plus variées que
celles des jambes et des pieds. Aussi les troubles même
légers de la sensibilité cutanée et musculo-articulaire des

doigts provoqueront déjà des perturbations fonctionnelles pendant que la diminution de la sensibilité cutanée et profonde des orteils reste sans effet apparent sur la marche et la station debout. Dans la forme cervicale du tabes dorsalis on peut ainsi dépister de très bonne heure des signes d'ataxie dans les fonctions délicates des doigts : sens stéréognosique, couture, écriture, jeu de piano, de violon, etc.

Pour rechercher l'ataxie des membres supérieurs on a coutume d'ordonner au malade de toucher avec l'index le bout de son nez, et on dit qu'il n'y a pas d'ataxie, si le malade y arrive ayant les yeux ouverts et surtout les yeux fermés. On ordonne aussi au malade de saisir un objet placé devant lui, s'il y arrive sans planer autour, pas d'ataxie. Si le malade porte un verre à la bouche sans zigzaguer, pas d'ataxie. Or, tout cela n'est vrai que dans une certaine mesure, car cela prouve seulement que les malades soumis à l'examen n'ont pas d'ataxie dans les mouvements du coude et de l'épaule et peut-être même de la main. Cependant un tabétique peut être atteint d'ataxie très prononcée des membres supérieurs et exécuter correctement les mouvements indiqués tout à l'heure. C'est que le siège de son ataxie est alors dans les articulations des doigts et des muscles qui commandent les mouvements de ces doigts. Conformément à la loi qui veut que dans le tabès dorsalis, les troubles ataxiques débutent à la périphérie des extrémités et progressent vers leurs racines, on trouvera dans le tabès cervical de bonne heure des troubles dans la sensibilité cutanée et surtout musculo-articulaire des doigts. Pour constater les modifications de cette sensibilité on procédera de la même manière que pour les extrémités inférieures.

Le malade ayant les yeux fermés, on exécutera *passivement* des mouvements de flexion, d'extension, d'adduction et d'abduction dans chaque segment articulaire, en commençant par les articulations interphalangiennes. C'est ainsi qu'on se rendra compte de l'état de la sensibilité articulaire. Comme aux membres inférieurs on exécutera ces mouvements *très lentement et à petites amplitudes.*

Pour examiner le sens musculaire, on indiquera au malade une attitude dans un segment articulaire que le malade devra reproduire *après avoir fermé les yeux.* Ou encore le malade, ayant les yeux fermés, on lui pliera le petit doigt, par exemple de la main gauche, et on lui dira de reproduire cette attitude avec le petit doigt de la main droite.

L'homme normal reproduit tous les mouvements et toutes les attitudes avec une régularité parfaite. L'ataxique fait des erreurs plus ou moins grosses selon le degré des troubles de sa sensibilité musculo-articulaire.

Quant à la sensibilité cutanée, on l'examinera selon les mêmes principes qu'aux extrémités inférieures en cherchant le *tact,* le *sens de la douleur* et le *sens thermique.* La sensibilité tactile est moins atteinte dans le cours du tabès d'une façon uniforme aux extrémités supérieures. Habituellement ce sont les 4 et 5 doigts et une bande cutanée le long du bord cubital qui sont le siège d'hypo- ou d'anesthésie. C'est cette région aussi qui est le siège des douleurs fulgurantes. Quant à la sensibilité douloureuse on pourra la trouver ralentie, comme aux jambes.

Pour le sens thermique on trouvera souvent aux mains et aux bras, comme aux jambes, de l'hyperesthésie au froid.

Aux doigts et aux mains l'ataxie tabétique se révèle surtout par deux symptômes qui ont la plus grande importance pour leurs fonctions motrices. Ce sont *les troubles du sens stéréognosique* et *les mouvements spontanés, involontaires des doigts.*

Le sens stéréognosique est la faculté que nous possédons

de *reconnaître par le palper-digital et sans le concours de la vue la forme, le volume et la nature des objets qui nous sont connus.* Le sens stéréognosique est une fonction en premier lieu des muscles fléchisseurs des doigts. La sensibilité articulaire y participe à un degré moindre.

Quant à la sensibilité de la peau son rôle est tout à fait infime dans la stéréognosie et se borne à indiquer la température des objets. En effet, beaucoup de tabétiques avec une astéréognosie très prononcée peuvent avoir la sensibilité cutanée de la main et des doigts parfaitement intacte et *deviner* par la température la nature de certains objets, en métal par exemple. La stéréognosie est de bonne heure altérée chez le tabétique cervical. Le malade n'est pas capable de reconnaître les objets les plus usuels par le seul palper digital sans le concours des yeux. Il ne sait plus distinguer dans sa poche une clef d'un canif, une pièce de deux sous d'une pièce de 20 francs, etc. Si on lui met entre les doigts une aiguille, une clef de montre, une feuille de papier, ces menus objets lui échappent, s'il n'a pas constamment les yeux braqués sur les doigts. Quand la maladie est plus avancée, le malade n'est plus capable de tenir un objet même en pleine main sans le concours de la vue, car les muscles fléchisseurs ne sentent pas l'objet et se relâchent. Le concours de la vue compense assez bien dans la fonction stéréognosique l'altération du sens musculaire.

Les mouvements spontanés involontaires que certains tabétiques cervicaux exécutent avec leurs doigts et même avec les mains, ont été d'abord improprement considérés comme une manifestation d'athétose. Depuis notre travail à ce sujet[1] on considère ces mouvements spontanés comme une mani-

1. R. Hirschberg. Des mouvements athétosiques involontaires chez les tabétiques. *Revue Neurologique*, 1898.

festation de l'ataxie statique par suite des troubles de la sensibilité musculo-articulaire. Ainsi aussitôt que le malade ne surveille pas attentivement ses doigts, ils remuent sans que le malade s'en aperçoive et exécutent des mouvements de flexion, d'extension, d'adduction, d'abduction. La cause de ces mouvements se trouve en premier lieu dans l'asynergie des contractions des muscles agonistes et antagonistes des doigts et dans la grande mobilité articulaire naturelle qui fait que les doigts se trouvent continuellement dans un équilibre très instable. En somme, c'est le signe de Romberg qui se manifeste dans les mouvements involontaires des doigts chez le tabétique (Hirschberg). On comprend aisément quelles perturbations ces mouvements produiront dans les fonctions motrices des mains. La couture, le dessin, l'écriture, le jeu du piano ou du violon deviennent plus ou moins impossibles.

D'après ce qui précède, la rééducation motrice des membres supérieurs aura à combattre non seulement les manifestations ordinaires de l'incoordination motrice comme aux membres inférieurs, mais encore l'*astéréognosie* et *les mouvements involontaires* en plus.

Le principe des exercices reste naturellement le même. Il s'agit de discipliner les contractions synergiques des muscles et de suppléer au manque de la sensibilité musculo-articulaire par un travail cérébral plus intense (une attention soutenue), d'abord sous le contrôle rigoureux de la vue. Mais au fur et à mesure que le malade répétera souvent le même exercice le concours de la vue deviendra de moins en moins nécessaire.

Les exercices aux membres supérieurs se composent de :

1° Exercices de stéréognosie ;

2° Exercices d'équilibre statique des doigts et des mains ;

3° Exercices de coordination motrice dans différents segments articulaires des extrémités supérieures.

Exercices de stéréognosie. — Le malade s'exercera à reconnaître des petits objets de différentes formes et de différents volumes : des boutons, des pièces d'argent, des petits cubes, etc.

Par suite des troubles de la sensibilité musculo articulaire

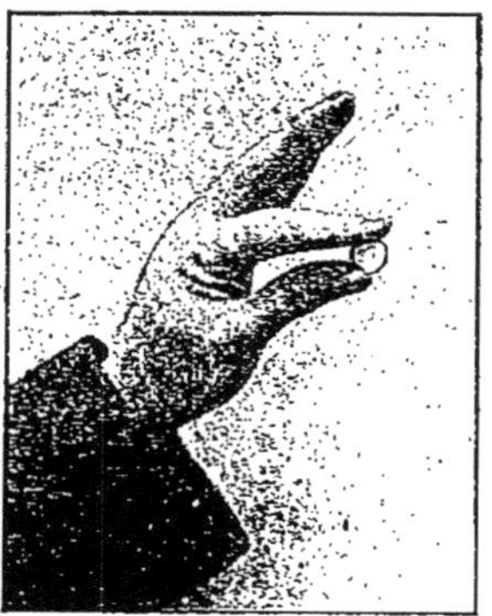

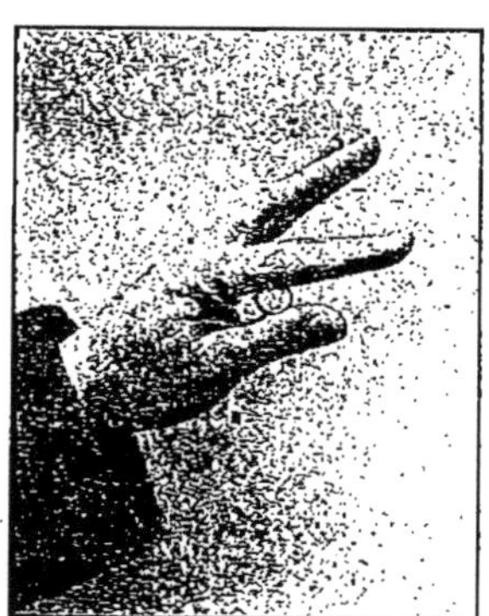

Fig. 24. — L'homme normal.   Fig. 25. — L'ataxique.

dans les segments interphalangiens, le tabétique ne sent pas les petits objets entre les bouts des doigts comme le fait l'homme normal, mais entre la troisième phalange de l'index et la deuxième phalange du pouce (fig. 25), c'est-à-dire dans l'articulation phalango-métacarpienne de l'index d'un côté et du pouce de l'autre.

Comme pour les exercices en général le malade devra prêter la plus grande attention dans la reconnaissance de la forme et dans l'appréciation du volume et du poids des menus objets. Le premier temps il s'exercera naturellement sous la surveillance de la vue. Ensuite on mettra différents objets de différentes formes dans un sac. Le malade cherchera à reconnaître l'objet qu'on lui indiquera d'avance. Par exemple, on mettra trois billes de différente grandeur dans le sac, et on dira au malade de retirer d'abord la plus petite, ensuite la moyenne, et puis la grande. De même on mettra dans le sac une pièce de 2 francs, de 1 franc et de 50 centimes. Le malade devra retirer du sac la pièce qu'on lui demandera. On peut varier à l'infini ces exercices. Selon le degré de l'astéréognosie, on augmentera ou on diminuera les difficultés dans le choix des objets. On se méfiera seulement de la température des objets en métal. Le tabétique a en général une hyperesthésie pour le froid. Il reconnaîtra donc plus facilement les objets en métal parce qu'ils sont froids.

Exercices d'équilibre statique des doigts et des mains. — Pour habituer les doigts à ne pas remuer spontanément on fera des exercices de flexion, d'extension, d'adduction et d'abduction avec chaque doigt séparément et dans tous les segments de chaque doigt (fig. 26 à 28). Les muscles acquerront ainsi une plus grande indépendance dans leurs fonctions, et la pratique nous a démontré que c'est là le meilleur moyen pour lutter contre ce phénomène d'ataxie. Le fait d'écarter le petit doigt seul pendant que les autres doigts doivent rester tranquilles, ou de plier le médius seul augmente considérablement l'indépendance motrice des doigts. Voici la série des exercices tel qu'on les voit illustrés par les figures (26, 27 et 28).

1° *Ecarter le petit doigt*, les autres trois doigts restant rapprochés les uns des autres, le pouce écarté. Répéter plusieurs fois ce rapprochement et cet éloignement du petit doigt. Les autres doigts et la main doivent rester strictement immobiles (fig. 28 *b*).

2° *Écarter le petit doigt et l'annulaire ensemble.* Le

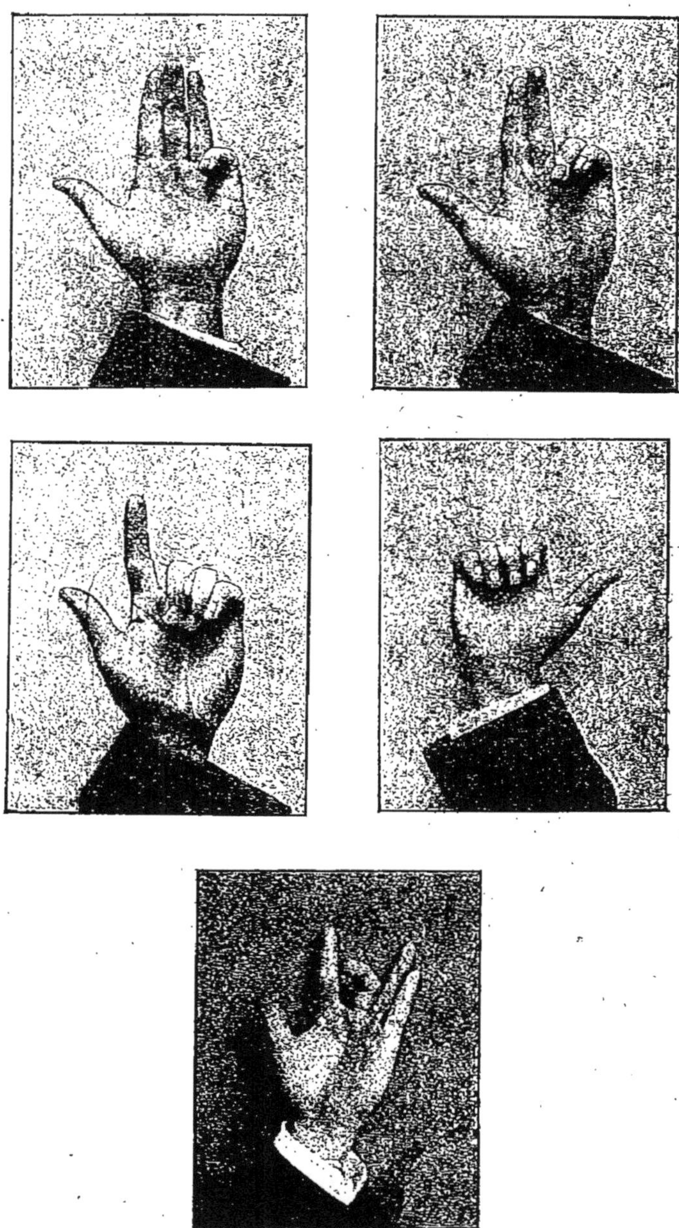

Fig. 26. — Exercices de flexion des doigts.

médius et l'index restant rapprochés l'un de l'autre. Répéter cet exercice comme le précédent (fig. 28 c).

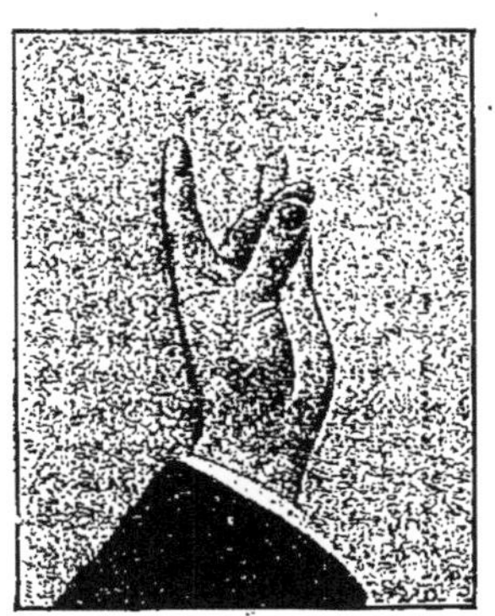 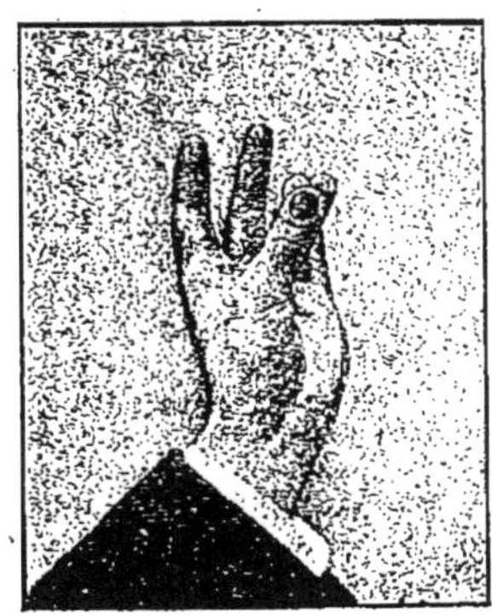

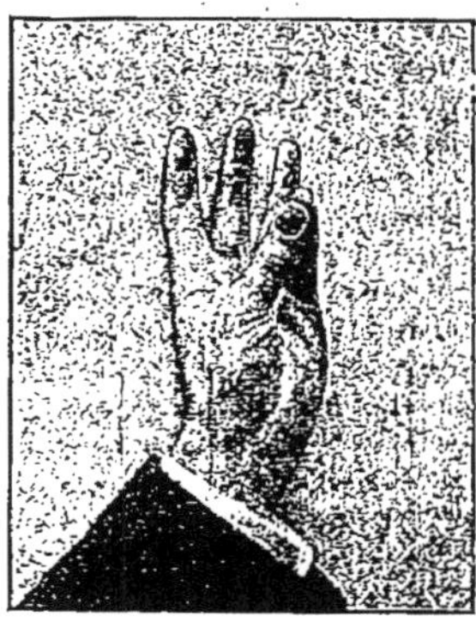

Fig. 27. — Exercices d'opposition du pouce.

3° *Éloigner l'index des autres doigts* qui restent rapprochés ensemble (fig. 28 d).

4° *Plier chaque doigt séparément* et le redresser. Répéter plusieurs fois les flexions et les extensions alternatives *pendant que les autres doigts ne bougent pas.* Faire ces flexions dans toutes les articulations interphalangiennes séparément dans chaque doig et ensemble (fig. 26).

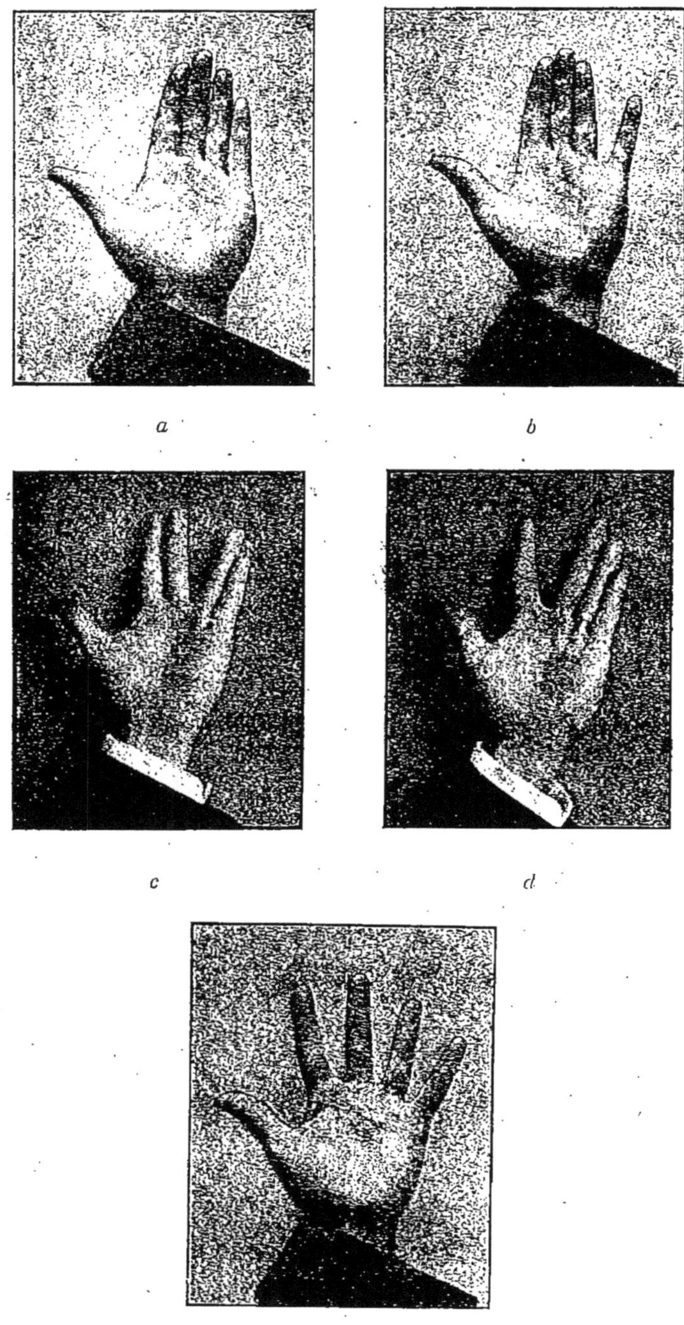

Fig. 28. — Exercices d'abduction et d'adduction des doigts.

5° *Battre la mesure avec les doigts sur une table* (exercice de tambour).

6° *Tenir une plume ou un crayon entre les doigts* dans la position qu'exige l'écriture.

7° *Exercice d'écriture.* — Commencer d'abord avec un crayon et sur du papier quadrillé. En commençant par des bâtons et des ronds, comme on fait quand on apprend à un enfant à écrire.

Ces exercices d'équilibre statique et de contractions indépendantes des doigts et de chaque segment de doigt sont très difficiles et demandent une longue et patiente application de la part du malade. On arrive cependant à des résultats très encourageants. Les malades réapprennent à écrire et à dominer les contractions de leurs muscles.

Exercices de coordination dans différents segments articulaires des membres supérieurs. — Il nous reste à décrire les exercices qu'on devra employer pour corriger l'ataxie des mouvements de la main, du coude et de l'épaule.

Frenkel[1] recommande toute une série de petits appareils qui servent à exécuter différents mouvements coordonnés dans les articulations de la main, du coude et de l'épaule.

1° *La règle triangulaire*, dont une des arêtes est évidée en forme de gouttière, la seconde est taillée en surface polie, la troisième reste tranchante (fig. 29). Cette règle est fixée sur une table avec un support spécial devant le malade parallèlement au bras étendu. Le malade prend en main un crayon et promène la pointe de ce crayon dans la rainure de la règle depuis l'extrémité la plus éloignée jusqu'à lui. Il faut que la pointe du crayon ne saute pas hors de la rainure et ne décrive pas une série d'oscillations latérales.

1. Frenkel. *Loc. cit.*

Faire le même exercice en changeant la direction de la règle, en la plaçant perpendiculairement au bras étendu. Quand le

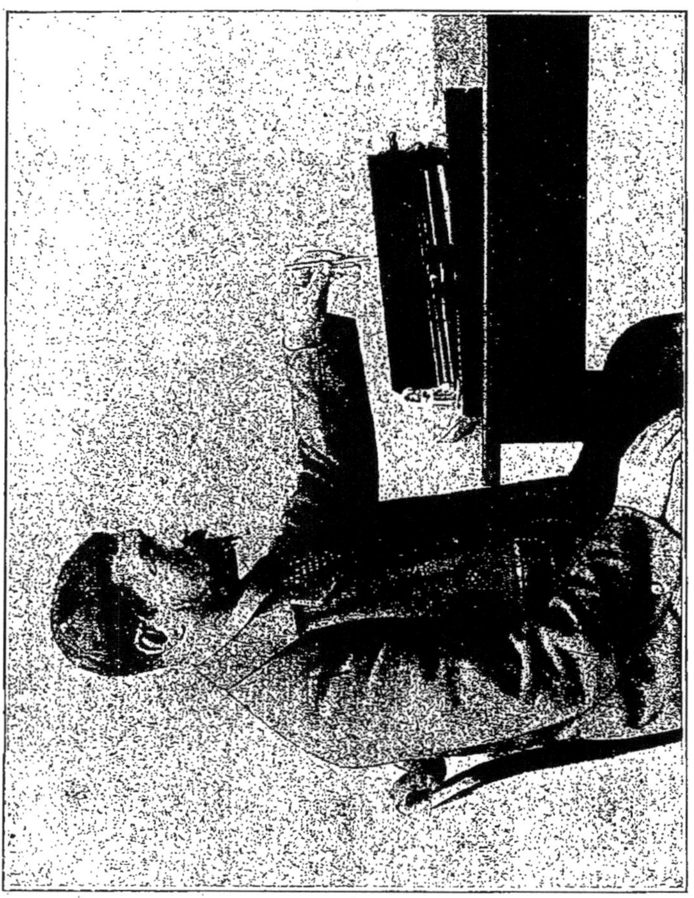

Fig. 29. — Exercices de la règle triangulaire (d'après Frenkel).

malade aura appris à promener convenablement la pointe du crayon dans la rainure, on tournera la règle la surface plane en haut, le long de laquelle le malade devra maintenant promener la pointe du crayon. Le plus difficile sera naturellement de promener le crayon sur la crête tranchante de la règle. On l'essaiera sans trop y insister, car nous n'avons jamais pu obtenir cette perfection dans la régularité des mouvements chez nos ataxiques et même chez des personnes bien portantes.

Le but de ces exercices est d'obtenir des mouvements gradués dans les articulations du coude et de l'épaule, en immobilisant l'articulation de la main.

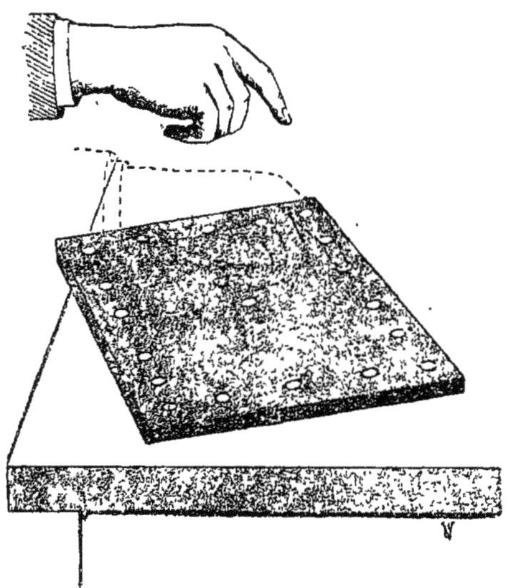

Fig. 30. — Planche à godets (d'après Frenkel).

2° *La planchette à godets* (fig. 30) et *la planchette à clavettes* ont pour but d'exercer simultanément toutes les articulations des membres supérieurs. Le malade s'exerce à placer le bout de l'index dans le godet qu'il vise, sans planer autour. De même pour les clavettes, il prendra sur la table une des clavettes et la placera dans un trou désigné d'avance de la planchette sans zigzaguer autour de ce trou.

3° *Empiler des disques en bois ou des pièces de monnaie.* — Au commencement le malade renverse la pile formée aussitôt qu'elle aura dépassé une certaine hauteur. Mais petit à petit il arrive à mieux doser ses contractions musculaires, et la pile reste debout, même après avoir atteint jusqu'à 10 centimètres, à la grande satisfaction du malade.

4° *Porter à la bouche une cuillère remplie de liquide sans en verser.*

5° *Jeter en l'air des balles et les rattraper.* — Cet exercice se fait assis, si le malade est atteint en même temps du

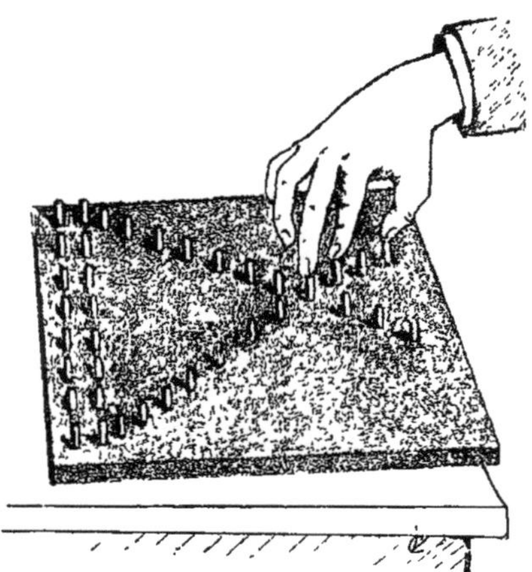

Fig. 31. — Planche à clavettes (d'après Frenkel).

tabès lombaire, car debout il entraînera facilement la chute du malade.

6° *Exercices d'écriture, de broderie, de dessin, de couture.* — Ces exercices compliqués ne se feront que chez des malades qui sont arrivés à un certain degré de perfection dans les exercices précédents et surtout dans les exercices employés contre les mouvements involontaires des doigts et contre l'astéréognosie. Pour l'écriture, comme pour le dessin, la broderie et la couture, on commencera par des exercices les plus simples, comme s'il s'agissait d'un enfant auquel on voudrait apprendre à écrire, broder, etc.

Nous répétons ici la même chose que nous avons dit pour les exercices des membres inférieurs. On peut varier les exercices propres à corriger l'incoordination motrice des membres supérieurs à l'infini, pourvu que le principe de la rééducation soit respecté. Il n'est nullement nécessaire d'exiger des malheureux ataxiques une agilité de virtuose et d'acrobate. L'essentiel est d'arriver à ce que les exercices régularisent la synergie des contractions musculaires et que le malade arrive à coordonner ses mouvements malgré une sensibilité défectueuse qui sera compensée par un travail cérébral plus intense.

Il nous reste à mentionner quelques phénomènes tabétiques qui n'ont pas de rapport direct avec l'incoordination motrice, mais qui peuvent cependant être combattus par des actes de volonté. Ce sont la rétention vésicale et la constipation.

Les troubles recto-vésicaux chez le tabétique peuvent, comme tous les autres symptômes sensitifs de cette maladie, être soit d'ordre *hyperesthésique,* soit d'ordre *hypo- ou anesthésiques.* Dans la première catégorie nous trouvons les pénibles et douloureuses crises anales et vésicales. Les malades souffrent de douleurs intolérables dans le rectum ou la vessie, ils ont de fausses envies d'aller à la selle ou d'uriner. Dans la deuxième catégorie qui nous intéresse ici particulièrement, les malades ne sentent pour ainsi dire jamais le besoin d'uriner. Leur vessie se remplit d'urine, se distend, et les malades ont de l'incontinence par regorgement. La sensation de besoin d'uriner leur manque totalement. De même pour le rectum. Ils sont constipés, malgré que l'ampoule rectale soit remplie de matières fécales. De temps en temps ils trouvent dans leurs caleçons ou dans le lit des scybales dures qui se sont échappées de l'anus à l'insu du malade. Le malade ne va pas à la selle parce qu'il n'est pas sollicité par sa muqueuse anale à avoir à vider son rectum.

C'est contre ces deux phénomènes morbides, *la constipation* et *la rétention d'urine*, qu'on peut agir par une sorte de rééducation. De bonne heure, on veillera chez tout tabétique à ce qu'il vide régulièrement la vessie, *toutes les quatre heures* par exemple. De même le malade devra se présenter tous les matins à la même heure si possible à la garde-robe. On l'engagera à pousser énergiquement jusqu'à la défécation. Si la garde-robe tarde à venir on pourra aider par un petit lavement de 20 grammes de glycérine injectée avec une petite seringue. Dans la grande majorité des cas cela suffit pour provoquer des contractions péristaltiques dans la partie inférieure du gros intestin. On mettra en garde les tabétiques contre l'usage immodéré des purgatifs. Très souvent ce sont des faux constipés, d'abord par suite des troubles de la sensibilité dans la muqueuse rectale et ensuite par incoordination et hypotonie de la presse abdominale. Le massage abdominal fait dans ces cas merveille. En le combinant avec des exercices qui ont pour but de régulariser les contractions des muscles abdominaux on arrive à triompher facilement de la fausse constipation tabétique. Le meilleur moyen pour régulariser les contractions des muscles abdominaux c'est de faire faire aux malades ce que nous appelons de *l'auto-massage*. Voici en quoi il consiste :

On conseille au malade, pendant qu'il est assis sur le siège du water-closet, de se frictionner les muscles du ventre, surtout le côté gauche, et on lui dit *de surveiller avec la main si la paroi du ventre* devient dure sous l'effort de la défécation. Ce contrôle de la main est extrêmement précieux par suite des troubles de la sensibilité musculaire. On enseignera aussi au malade qu'il devra, pour provoquer l'expulsion des matières, exécuter avec l'anus des mouvements alternatifs de fermeture (comme s'il voulait se retenir) et d'ouverture et pendant la phase d'ouverture il devra pousser c'est-à-dire contracter la paroi abdominale, en retenant la respiration. Il pourrait paraître puéril que nous insistions sur de tels détails. Mais il est incroyable jusqu'à quel point le tabétique a parfois désappris les actes les plus élémentaires de certaines fonctions physiologiques.

Pour habituer le malade à uriner toutes les quatre heures on n'éprouvera aucune difficulté. La nuit on le laissera naturellement tranquille. On recommandera au malade de ne jamais uriner dans un endroit sombre, *car le tabétique doit voir et entendre* le jet d'urine pour savoir qu'il urine réellement.

Nous répétons que chez tout tabétique, même avant l'apparition de toute trace d'ataxie aux extrémités, des anomalies dans le fonctionnement des réservoirs peuvent exister. En s'en inquiétant dès le début et en les surveillant on évitera à ces malheureux beaucoup de misère dans l'avenir, en empêchant ainsi ces symptômes de s'aggraver.

CHAPITRE V

INDICATIONS ET CONTRE-INDICATIONS
DE LA RÉÉDUCATION DE L'ATAXIE TABÉTIQUE

Ce qui a fait beaucoup de tort au développement et à la propagation de la méthode de Frenkel, c'est qu'au début on l'a appliquée sans tenir aucun compte des circonstances qui s'opposaient d'une façon passagère ou même définitive à l'usage de tout exercice physique.

Le chapitre des indications et surtout des contre-indications de la rééducation motrice chez les tabétiques-ataxiques a une importance de premier ordre, car si la rééducation peut faire beaucoup de bien quand elle est appliquée à propos, elle est en revanche susceptible de faire beaucoup de mal quand elle s'adresse à des malades chez lesquels elle devrait être nettement contre-indiquée.

Voici les règles générales que nous proposons à cet égard après une expérience de plus de 20 ans. Nous reconnaissons cependant que le chapitre des indications de la rééducation chez les tabétiques, comme du reste dans toutes les autres maladies nerveuses, est loin d'être clos. Il est possible et même probable que sur certains points l'avenir apportera encore certaines retouches. Nous voudrions seulement qu'on apporte dans le choix des cas à soumettre à la rééducation la plus grande attention et qu'on use de beaucoup de prudence.

1. *Le degré le plus avancé d'incoordination motrice n'est pas par lui-même une contre-indication à la rééducation.* En effet, on peut obtenir chez des malades alités depuis des mois et même des années pour cause d'ataxie tabétique des résultats parfois tout à fait remarquables. Nous avons publié[1] toute une série de cas d'ataxie tabétique à la période d'impotence motrice très avancée, soignés par nous dans le service de notre regretté maître, le professeur Raymond, dans la clinique Charcot à la Salpêtrière. Les malades en question ont pu, grâce à la rééducation, récupérer l'usage des jambes. Une de ces malades (observation II), confinée au lit depuis 6 ans et hospitalisée à la Salpêtrière comme incurable, a quitté l'hospice *guérie* de son ataxie tabétique. Frenkel, Constensoux et d'autres ont publié des cas analogues.

2. En présence d'un cas d'ataxie tabétique, avant d'entreprendre une cure de rééducation il faudra d'abord se renseigner, si *les troubles moteurs sont en voie de progression rapide,* ou si au contraire ils ne *se développent que très lentement.*

Les cas à développement rapide des troubles ataxiques doivent être laissés tranquilles. En thèse générale et toutes conditions égales, *plus le développement de l'ataxie est lent, meilleurs seront les résultats de la rééducation.*

3. Les cas les plus favorables pour le traitement de Frenkel sont ceux chez lesquels le processus pathologique paraît éteint, peu importe alors le degré d'ataxie.

4. Il est de notion courante que le tabes dorsalis est une maladie éminemment progressive. Cependant quand on a examiné un grand nombre de tabétiques dans les hospices d'incurables, on est frappé de la longue durée de cette maladie et

1. **R.** Hirschberg. Traitement de l'ataxie tabétique par la rééducation motrice. *Archives de Neurologie,* 1896.

des progrès lents qu'elle fait dans un grand nombre de cas. Beaucoup de ces malades ne meurent pas du tout de leur tabès, mais de maladies intercurrentes aiguës ou chroniques.

Cette catégorie de malades, quand ils ne sont pas trop vieux ni trop démolis, fournit des cas extrêmement favorables pour la rééducation. Chez certains d'entre eux c'est une vraie résurrection qui s'opère. Les malades entrevoyant la possibilité de pouvoir de nouveau déambuler, de se servir de leurs jambes, reprennent courage et goût à la vie. Sous l'influence des exercices leurs muscles atrophiés et émaciés se fortifient, augmentent de volume. Des malades depuis longtemps alités peuvent de nouveau se tenir debout, marcher.

5. Il existe aussi une forme de tabes dorsalis peu étudiée et dont nous avons réuni un certain nombre d'observations, dans laquelle *l'ataxie motrice s'installe d'emblée,* du jour au lendemain. Le tabétique, la veille encore parfaitement coordonné, se trouve dans l'impossibilité de se tenir debout et à plus forte raison de marcher par suite d'une incoordination motrice qui a d'un seul coup atteint son maximum de développement. Chez certains de ces malades il s'agit dans l'espèce du tabès malin (*tabes maligna*) qui amène rapidement la cachexie, des escarres et l'issue fatale. Chez certains autres le processus pathologique qui paraît consister dans une poussée violente de radiculite rétrocède au contraire et les malades voient leur état s'améliorer spontanément. C'est chez des malades de cette catégorie, à condition de ne pas commencer le traitement trop tôt (voir plus bas les contre-indications temporaires) que la rééducation motrice pourra enregistrer ses plus beaux succès.

6. Puisque la rééducation fait appel à la collaboration active et réelle du malade, on obtiendra des résultats d'autant plus favorables et brillants qu'on aura affaire à des sujets

énergiques, cultivés et rompus aux exercices physiques et aux sports de toute nature. Aux malades cultivés on pourra expliquer la théorie de la rééducation, le sens et l'utilité de chacun des exercices. Avec les malades simples d'esprit, peu intelligents, on se contentera d'exiger une exécution rigoureuse des exercices ordonnés.

7. Chez des sujets jeunes et robustes les résultats de la rééducation seront naturellement plus rapides que chez des malades âgés, affaiblis, ou anémiés. Les premiers pourront fournir une somme de travail cérébral et physique qu'on se gardera bien d'exiger des derniers.

8. Les malades atteints d'hypotonie musculaire et de distension des ligaments et capsules articulaires ne devront pas être exclus d'une façon trop absolue du bénéfice de la rééducation motrice. On sera seulement tenu d'observer chez ces malades une plus grande prudence dans l'exécution des différents mouvements et on évitera tout exercice qui pourrait aggraver le relâchement existant. On soutiendra les articulations défaillantes par des bandes élastiques et des appareils orthopédiques spéciaux que nous avons mentionnés plus haut. Chez les malades de cette catégorie on se contentera des exercices couchés ou assis au moins au début du traitement. Ce n'est que plus tard lorsqu'on aura la certitude que le malade est en état de corriger par un effort de volonté les attitudes vicieuses des articulations qu'on lui permettra de se tenir debout et de marcher.

Les contre-indications. — Il est certain qu'il existe une foule de circonstances dans le cours de l'ataxie tabétique qui contre-indiquent le traitement par des exercices, soit temporairement, soit d'une façon définitive.

Avant d'aborder cette question importante entre toutes,

disons quelques mots au sujet de l'opportunité de la rééducation chez les tabétiques non ataxiques ou préataxiques, c'est-à-dire quand il n'existe pas encore ni des troubles de la sensibilité musculo-articulaire, ni d'incoordination motrice à un degré appréciable soit pour le malade lui-même, soit pour son entourage. Frenkel (*l. c.*) est d'avis de soumettre les préataxiques à la rééducation motrice dans le but de prévenir l'apparition de l'incoordination des mouvements. A notre avis la rééducation motrice chez des tabétiques non ataxiques est non seulement inutile, mais même nuisible.

Le but de la rééducation est *de corriger* des mouvements incoordonnés. Mais en l'absence des mouvements incoordonnés à quels troubles s'adresseront donc alors les exercices de rééducation ?

Le préataxique est en outre un malade dont les forces sont à ménager. Ces malades ont souvent des paresthésies dans les jambes, — engourdissements, sensations de froid, de lourdeur, etc., — qu'ils cherchent à combattre par des marches et exercices physiques violents. Ces malades n'ont que trop la tendance de se fatiguer outre mesure. Cela leur est souvent facilité par cette sorte d'hypoesthésie à la fatigue décrite par Topinard, Hirschberg et Frenkel. Il s'agit là évidemment d'un trouble particulier dans la sensibilité musculaire qui fait que ces malades ne sentent pas la fatigue musculaire.

Aussi, loin de traiter les tabétiques-préataxiques par des exercices, nous leur recommandons plutôt de ménager le plus possible leurs forces, de ne pas faire des marches et des promenades trop longues, d'éviter en un mot les excès en tout. Quant à leur apprendre à bien coordonner leurs mouvements cela est superflu, attendu qu'ils les coordonnent parfaitement bien sans exercices. Les exercices ne feront donc que de les fatiguer inutilement.

La rééducation motrice est temporairement contre-indiquée dans les poussées aiguës du tabès, dans les périodes qui suivent les grandes crises tabétiques, et dans les états fébriles.

Poussées aiguës du tabès. — On sait que dans le tabes dorsalis les aggravations procèdent par poussées, on dirait des ictus spinaux. Anatomiquement on explique ces poussées par de la congestion des méninges et des vaisseaux spinaux et radiculaires (postérieures). Pendant ces poussées la sensibilité musculo-articulaire et cutanée s'aggrave ainsi que l'incoordination motrice. Au bout de quelques jours habituellement la poussée se calme, les troubles aussi bien sensitifs que moteurs s'améliorent, mais ne reviennent jamais cependant à l'état d'avant la poussée. Le malade est descendu d'un cran.

Pendant la poussée aiguë tout traitement par la rééducation devrait être absolument interdit. Le meilleur traitement pendant ces poussées, en dehors des moyens dont nous n'avons pas à nous occuper ici, *est le repos complet.* Le calme revenu et c'est l'état de la sensibilité cutanée et profonde qui nous renseigne là-dessus, on reprendra la rééducation.

Pendant les périodes de crises tabétiques : crises de douleurs fulgurantes, crises laryngées, crises gastriques, crises entéralgiques, crises vésico-rectales, etc. *Pendant la durée de toute crise tabétique,* le traitement par des exercices s'interdit de lui-même. Nous avons dit plus haut que les légères douleurs fulgurantes dans les membres se trouvent plutôt améliorées par les exercices et n'empêchent pas le traitement. Mais quand elles sont trop violentes et surtout quand elles dégénèrent en véritable crise, il n'y a plus aucun moyen de continuer la rééducation. Et ce n'est pas seulement *pendant* les crises tabétiques elles-mêmes qu'on ne pourra pas faire de rééducation, mais même pendant un certain temps après la crise car ces crises épuisent tellement les malheureux tabétiques et les laisse dans un tel état de faiblesse et de prostration, qu'on tâchera d'abord de les fortifier avant de recommencer la rééducation.

La rééducation sera arrêtée également, si on constate de la fièvre chez un tabétique. — Sans parler de maladies intercurrentes et surtout de la tuberculose qui guette toujours le tabétique, les infections vésicales heureusement souvent passagères donnent parfois de la fièvre aux tabétiques. Les infections vésicales sont extrêmement fréquentes chez les tabétiques et demandent à être soigneusement surveillées, car elles aggravent notablement l'état général des malades. Nous avons souvent observé chez des malades de cette catégorie des améliorations considérables non seulement dans l'état général mais de tous les symptômes tabétiques, après une désinfection sérieuse de la vessie. Nous conseillons de s'abstenir de toute rééducation motrice avant la désinfection d'une vessie infectée, avec urines fortement purulentes et symptômes fébriles.

En dehors de ces états dans lesquels le traitement par la rééducation motrice ne sera que momentanément interrompu, il existe des circonstances qui s'opposent d'une façon absolue à toute rééducation, soit que le traitement est irréalisable, soit qu'il est directement nuisible aux malades.

Dans la première catégorie (traitement irréalisable) nous rangerons les tabétiques aveugles et les malades, dont l'état mental forme obstacle à toute rééducation (paralytiques généraux, déments, etc.).

Les tabétiques aveugles. — Nous avons vu plus haut quel facteur important la vue forme dans la suppléance et la compensation des troubles de la sensibilité pour la coordination des mouvements. C'est à l'aide de la vue que le tabétique ataxique réapprend à doser les contractions de ses muscles. Privé du concours de la vue, l'ataxique sera incapable de réapprendre la coordination motrice.

L'état mental du malade ne joue pas un rôle moindre que la vue dans la rééducation motrice. Rappelons le rôle de la volonté, du travail cérébral conscient dans la coordination et l'exécution des actes moteurs volitionnels. Le concours de l'intelligence du malade sera donc indispensable pour la rééducation motrice. Or l'état mental du tabétique est loin d'être toujours normal. Ne parlons pas de la paralysie générale qui vient parfois compliquer le tabes dorsalis et rendre toute idée de rééducation impossible. Mais même en dehors de la démence paralytique, les tabétiques peuvent présenter des bizarreries psychiques qui rendront toute rééducation irréalisable. Ils sont parfois indolents, indifférents, distraits, n'ont pas l'air de comprendre ce qu'on leur explique ; ou ils sont tristes, préoccupés par des idées hypochondriaques et ne croient pas à l'efficacité du traitement. Ce sont là des mauvais malades pour la rééducation. Sans le concours intelligent et appliqué du malade le médecin n'arrivera à aucun résultat.

La rééducation est directement nuisible dans les états suivants : maladies organiques du cœur et des vaisseaux, arthropathies, maux perforants, fragilité osseuse et en général tous les troubles trophiques graves ; les dislocations et subluxations articulaires ; les maladies consomptives.

Maladies cardio-vasculaires.—En thèse générale, *la rééducation est contre-indiquée dans tous les états pathologiques dans lesquels les exercices physiques fatigants sont nui-*

sibles. Si on prend en considération que le tabes dorsalis se développe sur un terrain syphilitique et que sur le même terrain pousse la sclérose de tous les tissus et de tous les organes et notamment l'artério-sclérose, on comprendra que le tabétique cumulera parfois, et qu'à côté de son tabès il présentera les symptômes cardiovasculaires : aortite chronique, cœur forcé (bruit de galop), symptômes angineux, etc. Un examen du cœur et de la pression artérielle est donc indispensable avant d'entreprendre une cure par la méthode de Frenkel. Et si on se trouve en présence de symptômes d'une lésion organique nettement caractérisée, si le malade s'essouffle et pâlit au moindre effort musculaire et surtout s'il ressent de la constriction rétro-sternale, la rééducation sera nettement contre-indiquée.

Certains auteurs (Kouindjy, Leriche) attachent selon nous une trop grande importance à l'accélération du pouls pendant les exercices. Nous n'y voyons rien d'anormal. L'accélération des battements cardiaques à la suite d'efforts musculaires est un phénomène physiologique. Si donc avant la séance de rééducation on constate chez le malade 70 à 80 pulsations et après la séance 100 à 120, cela ne doit nullement nous surprendre, ni nous préoccuper. *Ce fait seul* n'aura aucune influence sur l'indication ou la contre-indication du traitement. Au contraire, si nous constatons chez un tabétique régulièrement *avant la séance et au repos* au-dessus de 100 pulsations, et si les exercices influencent peu ou point la rapidité des pulsations il faudra se méfier. On se trouvera en présence du symptôme décrit par Huchard et qui serait d'après lui l'indice d'un cœur forcé.

Les arthropathies, maux perforants, fragilité osseuse sont des conditions défavorables pour des exercices musculaires méthodiques. Les mouvements aggravent ces troubles trophiques, car les tabétiques, par suite des troubles de la sensibilité, ne sentent pas les traumatismes qu'ils sont susceptibles de se faire eux-mêmes et ne ménagent par conséquent nullement les organes atteints de lésions trophiques. Le seul traitement qui convient à cette catégorie d'ataxiques, c'est le repos au lit. On pourra essayer des mouvements très prudents avec les jambes au lit, en présence et sous la surveillance du médecin. Massage doux *au-dessus de la lésion.* Sur les autres moyens de traitement physique et chimique de ces lésions nous n'avons pas à insister ici.

Les dislocations et subluxations articulaires, si elles ne peuvent pas être contenues par les appareils orthopédiques que nous avons indiqués plus haut, contre-indiquent d'une façon absolue la rééducation au moins dans sa partie de locomotion. On risquera des luxations, des lacérations des capsules articulaires, des arrachements des ligaments. Nous avons au début de notre clientèle observé un cas d'arrachement d'un ligament croisé du genou chez un tabétique avec un genou démesurément arqué[1]. A ces malades c'est encore le repos qui convient le mieux. Le massage, des exercices prudents au lit, la rééducation statique pourra réveiller la contraction synergique des muscles qui protègent en même temps que les ligaments et les capsules les articulations. Avant de mettre un malade avec des membres de polichinelle debout, on devra lui apprendre d'abord à donner à ses membres au repos une attitude normale. En somme, il faudra faire d'abord la rééducation du tonus musculaire au repos.

Les maladies consomptives contre-indiquent naturellement le traitement par la rééducation motrice. Quand on se trouve

1. R. Hirschberg. Traitement mécanique de l'ataxie locomotrice. *Bulletin gén. de Thérapeutique,* 1893.

en présence de malades cachectiques fébricitants ou non, il serait cruel de les tourmenter avec des exercices. Le bon sens médical dictera la conduite au médecin honnête et consciencieux, et nous n'avons pas besoin d'insister là-dessus davantage. Cependant la maigreur à elle seule de certains ataxiques, par ailleurs parfaitement sains, ne doit pas effrayer. On assiste à cet égard à des choses extraordinaires. Nous avons vu des tabétiques réduits pour ainsi dire à l'état squelettique avec une atrophie en masse de tous les muscles, qui non seulement supportaient admirablement les fatigues d'une rééducation prudemment graduée, mais s'amélioraient et engraissaient à vue d'œil. C'est donc l'examen clinique approfondi qui, dans ces cas, décidera de l'opportunité d'un traitement rééducateur.

Une question qui a une grande importance pratique et qui se rattache aux indications et contre-indications de la rééducation c'est la conduite qu'on devra tenir à cet égard dans les stations thermiques qui reçoivent des tabétiques, c'est-à-dire à La Malou-les-Bains (en France) et à Nauheim (en Allemagne). Au Congrès des aliénistes et neurologistes de Genève en 1907, nous nous sommes nettement prononcés contre l'usage de la rééducation pendant une cure thermale[1]. Nous avons fait valoir que ces cures sont fatigantes pour les malades et congestionnent probablement la moelle. Il est donc plus prudent de s'abstenir pendant une cure thermale d'un traitement fatigant comme la rééducation. Ce n'est que quelque temps après la cure thermale qu'on pourra reprendre les exercices de rééducation.

1. R. Hirschberg. *Revue critique de la Thérapeutique du Tabes dorsalis*. Congrès de Genève, 1907.

CHAPITRE VI

LES RÉSULTATS DE LA RÉÉDUCATION
CHEZ LES ATAXIQUES TABÉTIQUES

Examinons maintenant les résultats qu'on obtient par la rééducation chez les tabétiques ataxiques.

Eliminons d'abord la part qui revient aux effets psychiques, ou si on veut à la suggestion. Nous avons dès 1893, dans notre premier travail sur la méthode de Frenkel, insisté sur ce fait d'ailleurs connu de tous les neurologistes, que le tabétique est souvent doublé d'un neurasthénique, et que c'est plutôt à l'état mental de ces malades qu'on devait attribuer la gravité de certains symptômes subjectifs. Ainsi la gravité de leur incoordination motrice tient parfois à une vraie abasie agoraphobique plutôt qu'au degré des troubles de leur sensibilité. Tous ceux qui ont eu l'occasion d'observer un grand nombre de tabétiques seront de notre avis. Du reste, cette façon de voir est justifiée par les améliorations qu'on obtient chez ces malades avec des traitements les plus hétéroclites. La fortune des pilules de nitrate d'argent, d'ergot de seigle, les injections hypodermiques des extraits glycérinés de moelle de mouton, de la substance orchitique, la suspension de Motschoutkooski, les dilatations de l'urèthre de Jaworski[1], toutes ces méthodes ont à leur actif des améliorations plus

---

1. Helan Jaworski. *Un nouveau traitement du Tabès*, Paris, 1910.

ou moins remarquables non seulement des douleurs fulgurantes, mais aussi des symptômes vésicaux, de l'état général et de l'incoordination motrice. Il est cependant hors de doute qu'aucune de ces médications n'agit sur le processus pathologique de la maladie et que les effets obtenus ne peuvent être que d'ordre psychique, attendu qu'aucune de ces méthodes n'a jamais pu modifier les symptômes objectifs du tabès. La rééducation elle-même n'a pas échappé à cette loi, car une part dans l'amélioration des symptômes moteurs, obtenue par cette méthode, est certainement d'ordre psychique. Le tabétique apeuré, découragé, craignant les chutes, n'ose plus marcher ou n'ose plus marcher seul.

Cependant dans cette dysbasie tout n'est pas la faute du processus tabétique, une part de responsabilité revient à une vraie agoraphobie.

Le médecin en inspirant au malade confiance, en lui faisant espérer qu'il retrouvera l'usage de ses jambes, en lui expliquant le mécanisme par lequel il compte y arriver, en faisant appel à la collaboration active du malade lui-même, crée ainsi les conditions les plus favorables pour débarrasser le malade de sa dysbasie phobique qui aggrave considérablement son incoordination motrice tabétique. Les améliorations rapides qu'on constate chez certains tabétiques dès les premières séances de rééducation sont certainement d'ordre psychique.

Après cette phase, qu'on pourrait appeler la phase psychique, d'amélioration rapide, arrive la phase pendant laquelle les progrès ne se font plus que très lentement, au prix d'exercices répétés et de beaucoup d'efforts et d'application. Pendant cette phase de rééducation proprement dite, aussi bien le malade que le médecin doivent faire preuve de beaucoup de persévérance et de beaucoup de patience, car ce n'est qu'à ce prix qu'ils triompheront du symptôme le plus gênant du Tabes dorsalis.

Ici il ne peut plus être question de suggestion ou de persuasion. Là-dessus il ne peut plus exister aucun doute. Il suffit d'avoir appliqué une fois dans sa vie la rééducation à un tabétique pour en être complètement convaincu. Le tabétique s'entraîne, apprend les exercices qu'on lui montre tout comme un homme bien portant apprend un exercice nouveau quelconque, le patinage par exemple. A un homme peureux qui craint de se tenir sur ses patins sur la glace, on pourra par la persuasion inspirer confiance et le pousser à *se risquer*, mais pour apprendre à patiner, la persuasion ne suffira pas, il faudra s'exercer et répéter souvent le même exercice, etc. La même chose se passera pour l'ataxique tabétique, qui n'ose plus marcher de crainte de tomber. La confiance que lui inspirera le médecin est naturellement une chose d'une très grande valeur, mais elle suffira cependant tout juste pour donner au malade le courage nécessaire *pour se risquer* à faire un pas Pour réapprendre à marcher, les plus suaves et convaincantes paroles du médecin ne suffiront pas, il faudra que le malade *s'exerce*, s'applique et *répète souvent* les exercices. L'amélioration qu'il obtiendra sera le fruit d'un travail long et patient, et non le résultat brusque et rapide comme on l'obtient par de la suggestion et de la persuasion. Il est donc certain que l'amélioration obtenue par la rééducation motrice dans l'ataxie tabétique n'est pas seulement un effet psychothérapique, mais le résultat d'un travail lent et conscient pendant lequel les centres nerveux se sont adaptés à des fonctions auxquelles ils n'étaient pas préparés d'avance, mais qu'ils ont acquis par des exercices conscients, voulus et par l'entraînement.

Quand nous parlons d'amélioration de l'ataxie par la rééducation, nous n'entendons pas du tout dire par là que nous prétendons obtenir la régression du processus pathologique du tabes dorsalis. Ce que nous cherchons, c'est de compenser dans la coordination des mouvements la perte de la sensibilité. Ce qui a été détruit anatomiquement par la maladie reste détruit, aussi bien après la rééducation qu'avant. Mais les effets de cette destruction ne se font plus sentir grâce à la rééducation.

Dans chaque cas particulier, tout en cherchant à arriver à la compensation parfaite des troubles de la sensibilité, on visera en premier lieu aux effets pratiques. Ainsi pour un malade qui est alité depuis des années c'est déjà un bienfait inestimable que de pouvoir se tenir debout et faire de petites promenades même soutenu des deux côtés. Le malade, qui ne pouvait marcher que soutenu des deux côtés, s'estime très heureux s'il peut maintenant sortir seul, même appuyé sur une canne. En pratique, on ne visera donc pas à l'absolu, mais on fera sa part dans chaque cas en particulier. Ceci établi, il est certain que dans un grand nombre de cas heureux on pourra pousser l'amélioration jusqu'à masquer complètement l'ataxie. Tous les médecins qui s'occupent de rééducation ont enregistré *des guérisons* de ce genre.

Il est difficile et même impossible d'indiquer aux malades la durée probable d'une cure de rééducation. Cette durée dépendra d'une foule de circonstances qu'on ne pourra pas toujours apprécier d'avance. En premier lieu, cela dépendra naturellement du degré et de la gravité des symptômes ataxiques. Cela dépendra aussi des aptitudes du malade pour le sport, de son énergie, de son courage, de sa force de volonté.

Un homme agile, habitué aux exercices physiques, fera plus rapidement des progrès que quelqu'un qui n'a jamais fait de sport, qui est peureux et faible de caractère.

Pour apprécier la durée d'une cure de rééducation on tiendra compte également du degré d'amélioration qu'on visera dans chaque cas en particulier. On fera bien de prévenir les malades dès le début que le traitement sera long et qu'il leur faudra beaucoup de patience pour arriver au but. L'idéal serait d'avoir les malades entièrement à sa disposition, les pauvres hospitalisés, les riches dans des établissements privés. Faute de cela on se contentera de soigner les malades à leur domicile. Il ne faudra jamais promettre aux malades des améliorations pour des termes fixes. Les malades pourraient souvent être déçus et perdre confiance. Il vaut mieux leur dire : appliquez-vous bien, et si rien ne vient troubler votre cure, au bout de deux à trois mois, vous jugerez par vous-même des résultats obtenus. L'amélioration obtenue ne progressera et ne restera acquise qu'à la condition que le malade continue à surveiller tous ses mouvements selon les principes de la rééducation.

Chez des malades alités, chez des hypotoniques, les résultats seront naturellement plus lents que chez des malades qui marchent encore, et dont les articulations ont peu souffert du fait de l'hypotonie.

Il y a certains malades chez lesquels l'ataxie ne s'améliore qu'après des mois et des mois de traitement. Il y en a même qu'on ne devrait jamais abandonner et qu'on sera obligé de rééduquer à perpétuité.

Il est certain qu'une cure de rééducation n'améliore pas seulement le symptôme ataxie chez le tabétique. L'état général en profite largement. A cela rien d'étonnant. Le malade en entrevoyant et surtout en constatant une amélioration qu'il n'osait plus espérer, retrouve de la joie à vivre. Les exercices, les petites promenades améliorent son appétit, sa digestion, son sommeil. Les forces augmentent. Tous les malades vous diront que leurs facultés au travail cérébral ont augmenté également pendant la cure de rééducation. A cela encore rien d'étonnant. Quand on pense que les exercices de rééducation exigent une attention soutenue, du raisonnement, on comprendra facilement que cette gymnastique cérébrale profite aux facultés intellectuelles du malade en général.

Chez tous les malades on constatera également des améliorations dans les fonctions de la vessie et du rectum et une atténuation des douleurs fulgurantes et des paresthésies de différente nature.

En résumé, on peut dire que quoique la rééducation motrice ne vise que le symptôme ataxie, il est cependant certain que tous les symptômes subjectifs du tabétique sont susceptibles d'en profiter.

DEUXIÈME PARTIE

TROUBLES MOTEURS, ORGANIQUES ET FONCTIONNELS

CHAPITRE VII

PARALYSIES ORGANIQUES

Dans la première partie de notre livre nous avons étudié l'application de la rééducation motrice contre l'incoordination de mouvements dans le tabès. Il nous reste maintenant à exposer le parti qu'on peut tirer de cette méthode dans d'autres troubles moteurs d'origine nerveuse.

Les fonctions motrices sont diversement atteintes dans un grand nombre de maladies aussi bien organiques que fonctionnelles du système nerveux. Nous allons d'abord étudier les paralysies et parésies d'origine organique, et nous commencerons par la maladie la plus fréquente et la plus importante au point de vue kinésithérapique, par *l'hémiplégie organique*.

HÉMIPLÉGIE

Quelle que soit la lésion cérébrale qui est à la base de l'hémiplégie nous devons en distinguer, au point de vue kinésithérapique, trois périodes :

1° *Immédiatement après l'ictus*, que le malade ait perdu connaissance ou non, qu'il soit sorti du coma ou non, pendant cette période, la meilleure conduite à tenir c'est de le laisser au repos le plus absolu. La kinésithérapie et notamment les exercices de rééducation motrice n'ont rien à faire pendant les premiers jours après le début de la maladie.

2° *Au bout de la première semaine après l'ictus* on fera bien de commencer *la mobilisation précoce* et *tout à fait passive des extrémités frappées par la paralysie.* C'est un fait connu de tous les neurologistes que, chez les hémiplégiques, de très bonne heure, par suite de l'immobilité et peut-être aussi des troubles trophiques (Pierre Marie), les articulations tendent à s'enkyloser. Par des mouvements prudents et tout à fait passifs, c'est-à-dire sans aucun concours de la volonté du malade, et par des massages également prudents des capsules et ligaments articulaires, on s'opposera à la raideur articulaire naissante. On procédera également pendant cette période au massage des muscles frappés de paralysie, en évitant les muscles épargnés par la paralysie (Kouindjy[1]) et qui sont les antagonistes physiologiques des muscles paralysés.

Dans la grande majorité des cas dès cette deuxième période qui peut commencer aussi bien immédiatement après le début de la maladie, que cinq à dix jours après, des améliorations spontanées se produisent dans les troubles moteurs des extrémités frappées par la paralysie, et notamment dans l'extrémité inférieure. Au lieu de rester avec des membres flasques et inertes, on voit que les malades commencent à pouvoir esquisser quelques mouvements. On peut alors, par un examen détaillé, constater que dans l'hémiplégie organique certains groupes musculaires arrangés en *mécanismes fonctionnels* sont frappés de préférence (Wernicke, Mann, Clavey). Au membre supérieur c'est *la fonction d'extension qui est frappée de paralysie,* tandis que la fonction de flexion et le

---

1. Kouindjy. Traitement kinésithérapique des Hémiplégiques. *Annales de Médecine physique*, 1909, 2ᵉ livraison.

.mouvement de préhension sont conservés (Pierre Marie). En commençant par l'épaule, les muscles frappés sont : le *sous-épineux*, *le petit rond*, *la portion inférieure du trapèze et le rhomboïde* (abducteurs et rotateurs du bras en dehors); *le deltoïde, le grand dentelé, la portion supérieure du trapèze et le sus-épineux* (éleveurs du bras). *Le triceps brachial* (extenseur de l'avant-bras). *Le grand supinateur* (supination de la main). *Les extenseurs de la main et de tous les doigts. Le court abducteur du pouce et l'opposant du pouce.*

Au membre inférieur c'est au contraire *la fonction de fléchir, de raccourcir* la jambe qui est atteinte par la paralysie tandis que les extenseurs, les allongeurs (Brissaud) ont conservé leurs fonctions. Il faut ajouter que les abducteurs de la cuisse ne sont pas non plus indemnes dans l'hémiplégie cérébrale. En commençant par la cuisse voici quels seront les muscles atteints par la paralysie : *Grand fessier* (fléchisseur du bassin sur la cuisse), *moyen fessier* (abducteur de la cuisse), *les muscles fléchisseurs de la cuisse sur le bassin, les fléchisseurs de la jambe sur la cuisse et les fléchisseurs du pied sur la jambe.*

Les muscles indemnes à l'extrémité supérieure ainsi qu'à l'extrémité inférieure forment des mécanismes fonctionnels antagonistes des mécanismes musculaires frappés de paralysie. Il s'ensuivra des troubles moteurs et des attitudes spéciales des malades que nous devons étudier avec quelques détails, car les indications de rééducation découlent de ces particularités.

3° *C'est pendant la troisième période de la maladie* c'est-à-dire quand il n'y aura plus aucun inconvénient à faire appel à un effort cérébral chez le malade, qu'on pourra étudier à l'aise les troubles de diverse nature inhérents à l'hémiplégie cérébrale. C'est à cette période seulement de la maladie qu'on aura le droit d'appliquer les exercices de rééducation, car tant que le processus pathologique qui a provoqué l'ictus, — que cela soit de l'hémorrhagie, du ramollissement, de l'œdème, une gomme, etc. —, n'est pas complètement refroidi, tout exercice qui fera appel à l'énergie consciente et à la tension d'esprit du malade sera nettement contre-indiqué.

Pour apprécier à leur juste valeur les troubles moteurs de l'hémiplégie il faut tenir compte des phénomènes concomitants d'ordre sensitif et cérébral qui compliquent parfois les paralysies musculaires proprement dites. Ce sont les troubles de la sensibilité cutanée et profonde (les troubles de 'la sensibilité musculo-articulaire) qu'on rencontre parfois chez les hémiplégiques et qui aggravent considérablement les troubles de la motilité, surtout la marche. En outre, les hémiplégiques présentent parfois des troubles de l'équilibre et une vraie astasie-abasie d'ordre psychique (Grasset, Miraillié). En examinant un hémiplégique on devra tenir compte de tous ces phénomènes qui pourraient avoir une grande influence sur le traitement des troubles moteurs.

Cependant le symptôme le plus important et qui influe le plus sur l'impotence motrice des hémiplégiques c'est la *contracture* qui s'établit plus ou moins rapidement dans les extrémités frappées de paralysie. On sait que ce sont les groupes musculaires antagonistes physiologiques des groupes musculaires atteints de paralysie, qui sont le siège de la contracture. Ce ne sont donc pas les *muscles paralysés* qui sont contracturés, mais *les muscles épargnés par la paralysie.* Et chose navrante, la rééducation peut lutter contre la parésie et la paralysie d'un groupe musculaire, mais elle est tout à fait impuissante contre la contracture, car toute impulsion volitionnelle vers un groupe musculaire contracturé ne fait qu'augmenter la contracture. C'est contre cette contracture menaçante que tous les efforts doivent être portés dès que l'état cérébral du malade le permet. En effet quelle que soit la genèse de ces contractures, il est un fait certain, c'est qu'elles sont favorisées par l'immobilité du malade et par le non-fonctionnement des groupes musculaires paralysés. La mobilisation précoce que nous avons mentionnée plus haut a précisément pour but de combattre la tendance à l'ankylose des articulations et à la contracture des muscles.

La rééducation des hémiplégiques n'est possible que quand le malade est complètement remis du choc cérébral, c'est-à-dire quand il est redevenu maître absolu de sa volonté.

La rééducation dans l'hémiplégie part du même principe que la rééducation des tabétiques. Ici comme dans le tabès le malade devra par des exercices appropriés et souvent répétés chercher à réparer par des compensations et des suppléances le déficit occasionné par la lésion cérébrale.

Les exercices qu'on mettra en œuvre seront différents selon la gravité et l'étendue des troubles moteurs. Ils dépendront naturellement du siège de la paralysie, de son degré, des phénomènes concomitants, des troubles sensitifs, de la présence ou de l'absence de phénomènes psychiques et surtout de la présence et de l'intensité des contractures musculaires.

Comme pour le tabès, les exercices se divisent en exercices au lit, le malade étant couché, en exercices debout sur place (équilibre statique) et en exercices de locomotion.

Exercices au lit. — Nous laissons de côté le massage et les mouvements passifs qui ne font pas partie de la rééducation et qui seront traités ailleurs. En revanche, *le mouvement actif contre une résistance ou mouvement à l'opposant, créé par le célèbre gymnaste suédois Ling, fait certainement partie des exercices rééducateurs* et mérite ici une mention spéciale. Il consiste en ceci : On invite le malade à faire un mouvement physiologique quelconque et des plus simples, fléchir ou étendre l'avant-bras, et pendant qu'il exécute ce mouvement on lui oppose de la résistance.

Appliquons maintemant ces mouvements à un cas d'hémiplégie la plus commune.

Le malade n'est pas capable de fléchir le pied sur la jambe (flexion dorsale) ou ne le fait que très faiblement. On l'engage à exécuter ce mouvement pendant qu'on placera la main sur le dos du pied pour empêcher ce mouvement. Le malade fait un effort pour exécuter le mouvement, et si la paralysie n'est pas tout à fait complète, il arrive, à force d'exercices souvent répétés, à améliorer la parésie des muscles fléchisseurs dorsaux du pied. Comme complément de la flexion dorsale du pied, on fera faire au malade de la flexion plantaire en s'opposant légèrement à ce mouvement. Le but de ce dernier mouvement est d'exciter le fonctionnement des muscles antagonistes, c'est-à-dire des fléchisseurs dorsaux du pied. En effet, si la paralysie n'est pas tout à fait complète, on verra les muscles de la région antéro-externe de la jambe se contractèr pendant que le pied cherche à vaincre la résistance.

Le deuxième mouvement qui est en défaut à l'extrémité inférieure chez l'hémiplégique c'est la flexion de la jambe sur la cuisse. On engagera donc le malade à fléchir la jambe en cherchant à s'y opposer légèrement. Et comme pour le pied, si la paralysie n'est pas complète, les exercices fréquents de ce mouvement arriveront à l'améliorer rapidement. Le complément du mouvement de la flexion du genou sera l'extension de la jambe avec résistance, qui aura ici pour but

·d'exciter l'activité des fléchisseurs de la jambe comme *anta-gonistes de l'extension.*

Le troisième mouvement à faire dans les mêmes conditions sera la flexion de la cuisse sur le bassin.

Le quatrième mouvement, l'abduction de la cuisse pour exciter les mouvements des muscles fessiers et surtout le fessier moyen qui joue un si grand rôle chez l'hémiplégique comme nous le verrons tout à l'heure dans la station debout sur la jambe malade (Duchenne).

Après les mouvements à l'opposant on fera exécuter au malade des mouvements physiologiques actifs habituels alternativement dans tous les segments des deux jambes. On connaît le rôle important que jouent chez les hémiplégiques *les mouvements associés.* On appelle ainsi les mouvements qui se produisent dans une extrémité, quand l'autre extrémité du côté opposé exécute un mouvement volitionnel. Ainsi un malade paralysé du côté droit essaie de fléchir le pied droit. Pendant ce temps on voit son pied gauche esquisser ou faire le même mouvement que le malade voudrait faire avec son pied paralysé. C'est ce mouvement qu'on appelle *un mouvement associé.* Parfois le mouvement associé se produit dans le sens contraire. Le malade fléchit son pied sain, et c'est le pied malade qui imite involontairement le mouvement.

La rééducation peut mettre à profit ces mouvements associés. Ainsi pour exciter le mouvement d'extension des doigts de la main paralysée, on recommandera au malade d'étendre d'abord les doigts de la main non paralysée, ensuite d'étendre simultanément les doigts des deux mains, et en dernier lieu d'étendre les doigts de la main paralysée, seule. La même façon d'agir s'appliquera à tous les mouvements des deux extrémités atteintes de paralysie.

Mouvement de s'asseoir sur le lit. — C'est à Babinski[1] que revient le mérite d'avoir découvert la flexion simultanée du tronc et de la cuisse comme symptôme de l'hémiplégie organique quand le malade essaie de s'asseoir après avoir été couché, ainsi que de se coucher après être resté assis sur un

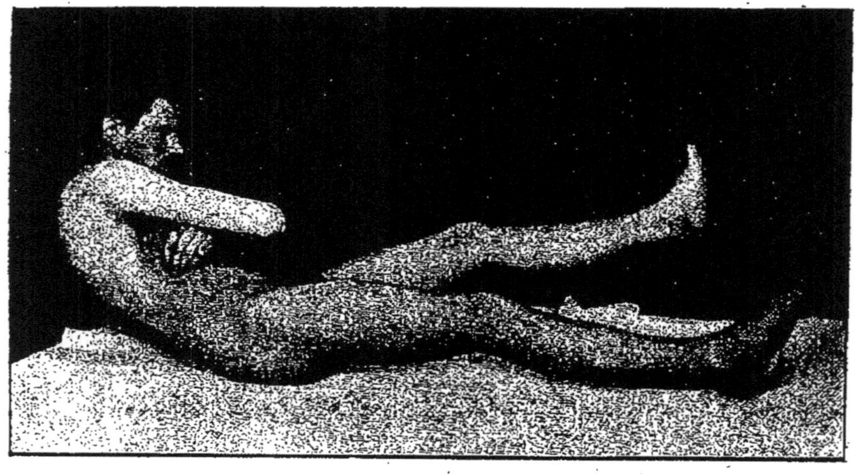

Fig. 32. — Flexion simultanée du tronc et de la cuisse dans l'hémiplégie organique (d'après Babinski).

lit. Pour que le phénomène ait lieu, il ne faut pas que le malade s'appuie sur ses mains (fig. 32). Ce même phénomène se produit également chez le tabétique ataxique avec cette différence que chez le tabétique ce sont les deux jambes qui se soulèvent pendant que le malade essaie de se mettre de la position couchée dans la position assise.

Dans les deux maladies ce phénomène est dû à l'asynergie dans la contraction des muscles qui doivent immobiliser les jambes pendant que le tronc avec le bassin exécutent un mouvement de flexion sur les cuisses. Dans l'hémiplégie organique

1. Babinski, *Gazette des Hôpitaux*, mai 1900.

du côté sain, cette asynergie ne se produit pas. De ce côté les fléchisseurs et les extenseurs de la cuisse sur le bassin agissent de concert et d'une façon harmonieuse, la cuisse restera donc immobile et présentera les points fixes pour les muscles qui feront basculer le tronc avec le bassin en avant (muscle psoas-iliaque, M. droit antérieur, etc.) Du côté paralysé tous les groupes musculaires n'étant pas atteints par la paralysie, mais *les extenseurs de la cuisse sur le bassin* (biceps fémoral, demi-tendineux et demi-membraneux) *étant seuls paralysés*, ce sont *les fléchisseurs de la cuisse sur le bassin épargnés par la paralysie* qui l'emporteront et la cuisse se fléchira sur le bassin. Pour se recoucher, le même phénomène se produira par suite du manque d'immobilisation de la cuisse par les muscles de sa face postérieure, qui sont touchés par la paralysie. Ce phénomène qui a une très grande valeur de diagnostic différentiel entre l'hémiplégie organique et hystérique (Babinski) ne prouve nullement une gravité spéciale de la paralysie. Les malades qui présentent la flexion combinée du tronc et de la cuisse sont parfaitement capables de marcher aussi bien que les malades qui ne présentent pas ce phénomène.

Pour combattre la flexion combinée de la cuisse et du tronc on utilisera d'abord la flexion de la cuisse sur le bassin avec résistance, ce qui aura pour résultat de stimuler les effets antagonistes des muscles extenseurs de la cuisse sur le bassin, et si la paralysie de ces muscles n'est pas complète on arrivera rapidement à une certaine amélioration. On sait que les muscles extenseurs de la cuisse sur le bassin sont en même temps les fléchisseurs de la jambe sur la cuisse, il n'y a que le point fixe de ces muscles qui change. De sorte que les flexions de la jambe sur la cuisse avec résistance auront également pour effet de diminuer le phénomène de la flexion combinée.

Les exercices de rééducation proprement dite pour combattre la flexion combinée consisteront en mouvements : d'élever la jambe raide au-dessus du plan du lit, de fléchir et d'étendre la jambe sur la cuisse (pendant que la jambe est en l'air). Faire ces exercices simultanément avec les deux jambes, avec la *jambe saine seule*, avec la *jambe paralysée seule*. Exercices de se relever de la position couchée dans la position assise et *vice versa*, sans s'appuyer sur les mains et en cherchant par un grand effort de volonté d'immobiliser les jambes. Si le malade n'y arrive pas, on l'aidera au premier temps en appuyant sur le genou de la jambe malade pour l'empêcher de se soulever.

Exercices de station debout et de marche. — Quand on met debout un malade pour la première fois après qu'il a été frappé d'hémiplégie, on constate toujours des troubles d'équilibre, même en l'absence de tout trouble de la sensibilité cutanée ou musculo-articulaire. Le malade est désorienté et doit d'abord s'adapter aux nouvelles conditions d'équilibre créées par le déficit des contractions de certains groupes musculaires. L'attitude du malade debout au repos et pendant la marche est caractérisée par son adaptation aux nouvelles conditions. L'attitude de l'hémiplégique est connu depuis Todd. Le malade porte tout le poids de son corps sur la jambe saine, penche de ce côté et un peu en avant. La jambe paralysée étant toujours en extension, et par suite du manque de la flexion du pied sur la jambe, *l'extrémité inférieure paralysée* paraît même plus longue. Pour égaliser sa base de sustentation, le malade essaie de raccourcir la jambe en soulevant le côté du tronc et l'épaule de la moitié du corps paralysée (fig. 33).

La démarche de l'hémiplégique ou la démarche de Todd, d'après le nom du célèbre clinicien anglais qui l'a le premier décrite, a été de nos jours étudiée à l'aide du cinématographe par Marinesco[1]. Ce qui caractérise la démarche de l'hémiplégique c'est que pour avancer la moitié du corps paralysé, le malade porte tout le poids de son corps sur la

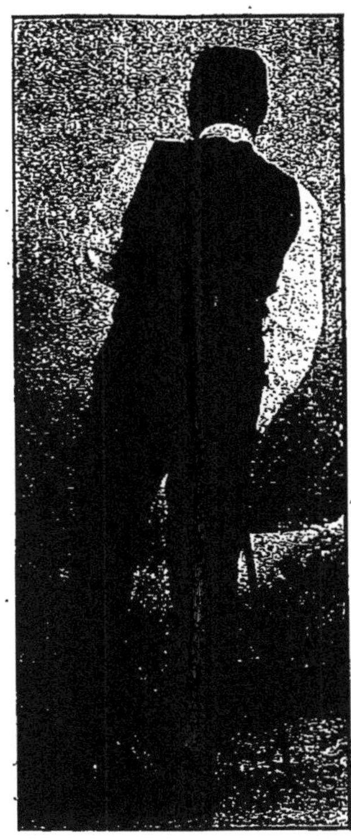

Fig. 33. — Attitude de Todd dans l'hémiplégie organique.

jambe saine, fait pencher le corps de ce côté et en avant et décrit, avec la jambe paralysée qui est en extension, la pointe du pied tournée vers le sol, un demi-cercle dont le centre est le talon de la jambe saine (fig. 34).

La moitié paralysée du corps pivote autour de la moitié

1. G. Marinesco. *Semaine Médicale*, 1899.

non paralysée. Une fois ce demi-cercle décrit, la plante du pied se pose par terre, non comme dans les conditions normales en commençant par le talon et finissant par la pointe (voir schéma page 48), mais inversement, en commençant

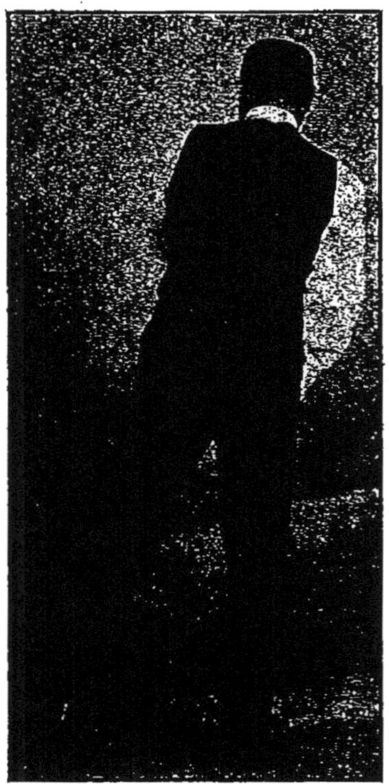

Fig. 34. — Démarche de Todd dans l'hémiplégie organique.

par la pointe et finissant par le talon. Pendant la phase du double appui, l'hémiplégique touche le sol avec toute la surface de la plante du pied non paralysé pendant que, du côté paralysé, c'est la pointe d'abord et toute la surface de la plante du pied ensuite qui se pose par terre. Pour déplacer ensuite la jambe saine le malade s'appuie sur la jambe paralysée qui se trouve en extension. Le tronc bascule seulement légèrement vers le côté sain, par suite de la paralysie du fessier moyen, qui est presque toujours plus ou moins compromis dans l'hémiplégie et dont la fonction est de maintenir pendant la station debout le bassin sur la cuisse (Duchenne).

Les exercices de rééducation se composeront d'exercices sur place, exercices d'équilibre statique, et d'exercices de marche ou de locomotion. Pour les exercices sur place nous ferons faire au malade des mouvements dans tous les segments articulaires des deux jambes alternativement. On pourra choisir parmi les mouvements que nous donnons plus haut (voir le chapitre des exercices chez le tabétique, pages 42 et suivantes) ceux qu'on jugera à propos d'appliquer à l'hémiplégique, selon la forme et le degré de l'affection. Les exercices seront ici toutefois plus simples et moins fatigants que chez le tabétique.

L'exercice le plus important et le plus utile au malade c'est d'obtenir de lui de plier la jambe paralysée dans l'articulation coxo-fémorale.

Le deuxième exercice important est d'arriver à *fléchir le pied sur la jambe.*

Le troisième exercice : porter la jambe paralysée en dehors (latéralement) c'est-à-dire en abduction. Mouvement difficile entre tous pour l'hémiplégique, par suite de l'atteinte subie par les muscles abducteurs.

En dehors de ces trois exercices, on fera exécuter au malade des flexions du tronc en avant, en arrière, de côté, des accroupissements, etc., en un mot tous les exercices qu'on jugera utiles et possibles pour assouplir les articulations et fortifier les muscles.

Pour les exercices de la marche on procédera comme chez l'ataxique à la décomposition des mouvements qui composent la marche. On expliquera au malade l'utilité de chacun des mouvements.

1. *Avancer le pied sain d'un pas court en avant. Porter tout le poids du corps sur cette jambe.* Reporter le poids du corps sur la jambe malade, restée en arrière et remettre la jambe saine en place, à côté de la jambe malade.

Faire le même exercice avec la jambe malade.

2. *Porter la jambe saine en arrière d'un pas,* en appuyant ensuite le poids du corps dessus.

3. *Remettre la jambe saine en place* à côté de la jambe malade.

Faire le même exercice avec la jambe malade.

4. *Marcher en avant à petits pas.* Il est préférable de commencer la marche par la jambe saine comme l'indique Erben[1]. Avant d'avancer la jambe malade on recommandera au malade de bien la fléchir dans toutes les articulations.

5. *Marche en arrière* en commençant par la jambe malade.

6. *Marche latérale,* d'abord dans le sens de la jambe saine, ensuite de la jambe malade.

Exercice de l'escalier. — L'exercice de monter et de descendre les marches d'un escalier est extrêmement utile pour améliorer la démarche de l'hémiplégique, si on veille à ce que le malade ne se contente pas seulement de hisser la jambe malade d'une seule pièce d'une marche à l'autre. On sait que pour monter d'une marche à l'autre la flexion alternative des deux jambes est indispensable. On enseignera au malade comment il devra s'y prendre. Il faudra pour cela qu'il commence la montée par la jambe malade.

La descente d'un escalier est en général plus facile pour un hémiplégique que la montée. La raison en est que le

1. Erben. Zur Behandlung der Hemiplegiker. *Neurologisches Centralbl*, 1897.

mouvement principal et pour ainsi dire actif de la descente se fait en extension, la flexion de la jambe qui reste en arrière et en haut est un mouvement passif.

Si on a affaire à des hémiplégies légères ou d'intensité moyenne avec peu de raideur, on obtiendra par nos exercices des résultats rapides et durables. Si au contraire ce sont des cas anciens, avec contractures intenses, ankyloses, atrophies musculaires, il ne faudra pas compter beaucoup sur une amélioration notable par la rééducation. Dans les cas de cette dernière catégorie le massage, les mouvements passifs auront plus de chance de succès que la rééducation.

Extrémités supérieures. — L'extrémité supérieure est toujours plus sérieusement atteinte dans l'hémiplégie d'origine cérébrale, c'est la règle. L'amélioration spontanée des troubles paralytiques immédiatement après l'ictus est toujours plus prononcée à l'extrémité inférieure qu'à l'extrémité supérieure. De même les contractures s'établissent de meilleure heure et sont de beaucoup plus prononcées aux muscles du membre supérieur qu'au membre inférieur. Les mouvements involontaires posthémiplégiques — athétose et chorée — sont également plus fréquents et plus gênants au bras et à la main qu'à la jambe et au pied. Il y a jusqu'aux troubles de la sensibilité que nous avons trouvés toujours plus prononcés à l'extrémité supérieure, qu'à l'extrémité inférieure.

Cette intensité plus grande des manifestations pathologiques posthémiplégiques au membre supérieur tient probablement à la différenciation fonctionnelle plus élevée de ce membre par rapport à l'extrémité inférieure, et partant à la plus grande différenciation de son centre cérébral. Quoi qu'il en soit, cette intensité des troubles moteurs crée au traitement kinésithérapique en général et à la rééducation en particulier des difficultés toutes particulières.

Nous avons énuméré plus haut les groupes musculaires qui sont de préférence frappés de paralysie dans l'hémiplégie. Nous avons dit qu'au membre supérieur c'est la fonction d'élévation et d'abduction du bras, d'extension de l'avant-bras, de la main et des doigts qui se trouve atteinte par la paralysie et que c'est la fonction antagoniste d'adduction et de flexion qui est menacée et envahie par la contracture. Cet état de choses crée l'attitude caractéristique de l'extrémité supérieure paralysée chez l'hémiplégique : elle est figée dans la demi-flexion de l'avant-bras sur le bras, la main en supination, les doigts fortement fléchis, le bras collé contre la poitrine.

RÉÉDUCATION DU MEMBRE SUPÉRIEUR

Quand le malade se présente avec de la forte contracture de l'extrémité supérieure la rééducation ne sera d'aucune utilité. Il n'y a que le massage des groupes musculaires atteints de paralysie et *non de contracture* (Kouindjy), le massage des articulations et les mouvements passifs qui auront chance de faire diminuer la raideur et la contracture. Là où le malade est incapable par des efforts de volonté de vaincre la raideur, les exercices de rééducation ne seront guère possibles.

Si par le massage et les mouvements passifs on a obtenu une certaine amélioration, on pourra commencer à faire des mouvements de Ling, c'est-à-dire des mouvements actifs simples avec résistance. Ces mouvements comme nous l'avons dit plus haut font partie de la rééducation motrice, car ils se font avec l'intervention active de la volonté du malade. Les effets de ces mouvements sont énormes, car ils stimulent les muscles atteints de paralysie et diminuent la tendance à la contracture.

Le principe de ces mouvements est le suivant : en cherchant à s'opposer au fonctionnement d'un groupe physiologique de muscles, on provoque le fonctionnement du groupe musculaire antagoniste. Nous avons vu plus haut l'application de ce principe aux troubles moteurs hémiplégiques du membre inférieur (page 100). A l'extrémité supérieure il donnera lieu aux exercices suivants.

Pour exciter *le fonctionnement du muscle deltoïde et du sus-épineux on cherchera* à les faire agir d'abord comme antagonistes. On soulèvera le coude du malade passivement jusqu'à la ligne horizontale et on dira au malade d'appuyer avec son coude sur la main qui le soutient, c'est-à-dire de chercher à abaisser le bras. On constatera que pendant cette manœuvre les muscles deltoïde et sus-épineux se contractent dans une certaine mesure et à titre d'antagonistes.

Pour activer *le fonctionnement du grand dentelé et de la portion supérieure du trapèze* on élèvera le bras du malade passivement au-dessus de la ligne horizontale et on lui dira de l'abaisser pendant qu'on s'y opposera.

Pour les muscles abducteurs du bras on dira au malade de rapprocher le bras encore davantage du corps pendant qu'on cherchera à l'éloigner du thorax.

Pour activer *l'extension de l'avant-bras sur le bras* on dira au malade de fléchir encore davantage le coude, pendant qu'on cherchera à l'ouvrir.

Pour l'extension des doigts on mettra dans la main du malade un objet cylindrique sur lequel il devra fermer la main et on cherchera à lui retirer de la main cet objet pendant que le malade résistera.

Tous ces mouvements ont pour but de stimuler la fonction des antagonistes qui se trouvent être les groupes musculaires atteints de paralysie dans l'hémiplégie. Avec le réveil de la contractilité dans ces muscles, le degré de leur hypotonie, démontrée par Babinski[1] dans l'hémiplégie, diminue, ce qui a pour effet de diminuer l'hypertonie des muscles antagonistes, c'est-à-dire des muscles contracturés.

RÉÉDUCATION DU MEMBRE SUPÉRIEUR

La rééducation du membre supérieur chez l'hémiplégique comportera encore des exercices dans tous les segments articulaires, si toutefois la raideur des groupes musculaires antagonistes des muscles paralysés permet de tels exercices.

Comme principe on recommandera au malade de se servir de son bras malade.

Au début on se contentera de mouvements simples et on n'exigera des mouvements de différenciation élevée, telle que l'écriture, la couture et des fonctions de stéréognosie que plus tard.

Le malade devra marcher le bras allongé et ballant et non replié.

Élever le bras jusqu'à la ligne horizontale.

Élever le bras en l'air.

Flexion et extension de l'avant-bras.

Flexion et extension de la main.

Pour tous ces mouvements il est utile que le malade tienne un objet quelconque à la main : une petite haltère par exemple.

Mouvements d'extension et de flexion de tous les doigts et de chaque doigt séparément (fig. 26 à 28). Ces derniers mou-

1. Babinski, *loc. cit.*

vements ont une très grande importance surtout pour les actes moteurs de grande différenciation tels que l'écriture, la couture, le piano, etc., et ne sont guère possibles qu'en absence de toute trace de contracture.

EXERCICE DE STÉRÉOGNOSIE

Les exercices de stéréognosie, c'est-à-dire de reconnaître par le toucher la forme, la nature et le volume des objets sont également très utiles aux hémiplégiques, mais malheureusement difficilement réalisables en présence de contracture musculaire. En effet, le sens stéréognostique, comme nous l'avons dit plus haut (voir tabès, page 64), est fonction de la sensibilité musculaire principalement et exige une différenciation extrême des contractions synergiques des muscles. Or une telle contraction finement dosée est irréalisable quand un groupe musculaire est parésié et son groupe antagoniste contracturé !

On se contentera donc au début de mettre dans la main du malade des objets de gros volume et de forme accentuée : boîte d'allumettes, porte-cigares, verre à boire, etc. Ce n'est que peu à peu et si la contracture ne gêne pas les mouvements qu'on diminuera le volume des objets à reconnaître.

MONO- ET PARAPLÉGIES MÉDULLAIRES

La rééducation dans les troubles moteurs d'origine médullaire ou périphérique se rattache à la rééducation dans l'hémiplégie d'origine cérébrale. Nous allons donc dire quelques mots au sujet du traitement kinésithérapique de ces états pathologiques.

Etablissons d'abord ce principe, que toute rééducation motrice est formellement contre-indiquée dans tous les états aigus, ainsi que dans les cas dans lesquels la maladie ne s'est pas arrêtée et progresse rapidement. Ce n'est que quand le processus pathologique est tout à fait refroidi, ou que les symptômes morbides restent stationnaires, que la rééducation motrice interviendra pour rétablir dans la mesure du possible par des suppléances et des compensations les fonctions motrices lésées par la maladie.

Mono- et paraplégies médullaires.. — Dans ce groupe nous engloberons aussi les séquelles des poliomyélites antérieures aiguës et chroniques, des méningites cérébro-spinales infectieuses et la maladie de Little.

Dans les paraplégies spasmodiques, quelle qu'en soit la cause, les exercices de rééducation ne sont pas applicables, car toute impulsion volontaire envoyée par le cerveau vers la région spasmodique ne fait qu'augmenter la raideur et partant les difficultés des fonctions motrices. Erb[1] l'a bien démontré dans la forme de paralysie spinale syphilitique décrite par lui, en disant que quand les malades sont couchés on aperçoit à peine de la raideur des jambes, mais aussitôt qu'ils se mettent à marcher les muscles des jambes se raidissent et deviennent durs comme des barres de fer. Si l'opération proposée par Foerster[2] (la section des racines postérieures de la moelle) donne les résultats que cet auteur promet, nous aurons là un moyen puissant pour lutter contre la raideur des muscles dans les paraplégies médullaires. La rééducation motrice pourra alors être utilement appliquée pour combattre les parésies devenues flasques grâce à cette opération.

Mais en attendant, la rééducation motrice, sauf dans la

1. W. Erb. Ueber syphilitische Spinalparalyse. *Neuroloj. Centralb..* 1892.

2. O. Foerster. *Zeitschr. f. Ortoped. Chirurgie,* 1908, XXII.

maladie de Little, est impuissante pour lutter contre les paraplégies spasmodiques.

Maurice Faure[1] a proposé une nouvelle méthode de traitement des paraplégies spasmodiques qui consiste d'abord « en exercices passifs de mobilisation et ensuite en exercices volontaires avec aide ou résistance donnée par le médecin proportionnellement à l'état paralytique ou parétique de chaque groupe de muscles ». Cet auteur obtient avec ces exercices passifs de mobilisation « la cessation des contractures même quand elles sont anciennes et intenses ». La description de la méthode de Faure est malheureusement trop succincte pour qu'on puisse se faire une idée de la valeur rééducatrice des « exercices volontaires » qu'il met en œuvre.

PARALYSIES FLASQUES

La rééducation dans les paralysies flasques aussi bien monoplégiques que paraplégiques, médullaires ou périphériques, aura pour but de remplacer par des appareils musculaires qui ont peu ou point souffert de la maladie, les muscles détruits. Donc, si c'est par exemple la fonction de fléchir la cuisse sur le bassin qui a souffert, on cherchera à se rendre compté par un examen minutieux quel est le muscle fléchisseur qui est paralysé et par quel autre muscle ou encore mieux groupe musculaire pourrait-on remplacer cette fonction. Ainsi admettons que c'est le psoas iliaque qui est frappé de paralysie. On tâchera d'éduquer à la fonction que remplissait ce muscle (flexion de la cuisse sur le bassin) tous les autres muscles qui *ont leurs points d'insertion sur les parties antérieures du bassin, à la surface de la cuisse et*

1. Maurice Faure. Nouvelle méthode de traitement des paraplégies spasmodiques par des exercices. *Revue de Médecine*, février 1906.

même de la jambe. C'est ainsi que les muscles suivants pourront dans une certaine mesure *suppléer* le psoas iliaque et *compenser* la flexion : partie antérieure du grand fessier, couturier, droit antérieur et tenseur du fascia lata.

Dans toute manifestation paralytique d'un groupe quelconque de muscles aussi bien au membre supérieur qu'au membre inférieur on pourrait, en se guidant sur ce que nous venons de dire, trouver des muscles qui nous serviront à rééduquer la fonction motrice qui a souffert. Il ne faut pas oublier que dans la pratique on aura le plus souvent affaire, plutôt à des affaiblissements, à des parésies qu'à des paralysies totales, et qu'il s'agira le plus souvent moins d'une suppléance complète, que de soutenir des muscles affaiblis. Les exercices de rééducation chercheront moins à remplacer les muscles affaiblis qu'à les fortifier et les soutenir.

Le médecin devra doser les exercices de telle façon que les malades ne soient pas épuisés par le travail qu'on leur demandera, et que le but ne soit pas dépassé, c'est-à-dire les muscles épuisés par un travail excessif.

Nous jugeons superflu de passer en revue tous les cas de paralysies qui peuvent se présenter dans la pratique et qui seront tributaires du traitement par la rééducation motrice. Il nous semble que tout médecin familiarisé avec les principes de cette méthode saura choisir dans chaque cas particulier les exercices qu'il jugera utiles à son malade. Nous devons cependant une mention spéciale à trois maladies qui, par leur fréquence et par l'importance que la rééducation prend dans leur traitement, méritent une description plus détaillée.

Ce sont :

La maladie de Little.

La poliomyélite antérieure.

Les crampes professionnelles.

La maladie de Little est la diplégie spasmodique congénitale, qui peut parfois compromettre les extrémités supérieures également (quadriplégie) quoique plus rarement et d'une façon moins intense. La raison qui nous guide non seulement à autoriser, mais même à recommander la rééducation motrice dans cette maladie est ce fait extraordinaire, qu'avec l'âge la spasmodicité des muscles s'atténue spontanément. La raideur musculaire chez les Little ne sera donc pas comme dans les paralysies spasmodiques en général une contre-indication de la rééducation motrice.

La rééducation motrice de la diplégie cérébrale demande à être commencée de bonne heure avant que les contractures musculaires n'aient amené des attitudes vicieuses et des déformations squelettiques.

L'attitude et la démarche de Little sont caractéristiques par suite de la contracture des groupes musculaires toujours les mêmes. Comme dans l'hémiplégie cérébrale dans la maladie de Little qui n'est en somme qu'une hémiplégie double, ce sont les muscles antagonistes des muscles contracturés qui sont paralysés ou plutôt parésiés. La différence toutefois entre l'hémiplégie et la diplégie congénitale est qu'ici la lésion est prédominante au membre inférieur et là au membre supérieur.

Dans la diplégie cérébrale la contracture musculaire porte sur les muscles suivants : *fléchisseur de la cuisse sur le bassin, rotateurs en dedans et adducteurs de la cuisse. Fléchisseurs de la jambe sur la cuisse et fléchisseurs dorsaux du pied.*

Debout, le malade se tiendra légèrement courbé en avant, les genoux un peu fléchis, les cuisses collées l'une contre l'autre, les jambes écartées, les pieds touchant le sol avec leur bord interne, le bord externe soulevé (valgo-équin).

En marchant, le malade soulève toute la moitié du tronc du côté de la jambe qu'il déplace, le pied décrit un demi-cercle autour de la jambe qui reste en place et frotte le sol fortement avec sa pointe. La démarche de Little est pesante, haletante. Il ne marche pas, il traîne son corps en avant.

Le traitement kinésithérapique de la diplégie cérébrale congénitale consistera en mouvements passifs, en massage selon les règles établies par Kouindjy[1] et par des exercices de rééducation. Nous n'avons pas à nous occuper ici du massage et des mouvements passifs.

Les exercices de rééducation consisteront en mouvements physiologiques simples exécutés pendant que le malade est couché, en exercices debout et exercices de locomotion. Nous n'avons pas à entrer dans les détails de la description des mouvements qu'on mettra ici en œuvre. Les éléments de ces mouvements se trouvent décrits tout au long plus haut au chapitre de tabès et d'hémiplégie cérébrale.

Le traitement par la rééducation chez les petits Little devra être commencé de bonne heure, comme nous l'avons déjà dit plus haut, et continué pendant de longues années. C'est à ce prix seulement qu'on aura la satisfaction de voir se développer normalement ces enfants qui, abandonnés à eux-mêmes, s'améliorent bien spontanément, mais gardent cependant des attitudes vicieuses.

Dans certains cas de diplégie congénitale la raideur musculaire ne diminue que très lentement. C'est dans ces cas que, sous l'impulsion du travail de O. Foerster cité plus haut, les Allemands soumettent des enfants qui ont atteint l'âge de treize, quatorze ans, à l'opération de section de plusieurs paires de racines médullaires postérieures. Ils espèrent

1. Kouindjy. Traitement kinésithérapique de la Maladie de Little. *Annales de Médecine physique*, Anvers, 1910.

obtenir ainsi la disparition des contractures spasmodiques des membres inférieurs. Au congrès de chirurgie française de l'année dernière, le rapporteur, le Dr Broca, s'est prononcé contre l'opération de Foerster dans la maladie de Little.

Polyomyélite antérieure. — Le traitement kinésithérapique ou autre n'aura aucune prise sur les muscles détruits par la maladie. Ceux qui ont été atrophiés ne reviendront plus. Par conséquent tous les efforts thérapeutiques seront dirigés contre les inconvénients résultant de la disparition des muscles et des troubles trophiques squelettiques. Ces inconvénients sont de deux ordres : la paralysie de certains mouvements et les déformations articulaires qui donneront lieu à des déviations et des attitudes vicieuses.

La chirurgie, l'orthopédie, le massage, la gymnastique et la rééducation motrice sont certainement les moyens les plus efficaces pour lutter contre les ravages occasionnés par la poliomyélite antérieure. Nous n'avons à nous occuper ici que de la rééducation motrice qui aura pour but, au moyen des suppléances musculaires, de compenser le fonctionne ment des muscles disparus.

Dans un rapport présenté au IIe Congrès français de physiothérapie tenu à Paris en 1909, le Dr P. Kouindjy a étudié d'une façon très détaillée les suppléances musculaires dans la paralysie infantile. Nous allons citer quelques passages de ce rapport. « La suppléance dans la rééducation des paralysies en général et des paralysies infantiles en particulier joue un rôle considérable. Elle permet d'obtenir des effets identiques ou à peu de chose près des mouvements normaux. Normalement toute une série de muscles contribuent d'une façon indirecte à l'exécution de tel ou tel mouvement...

C'est ainsi que le tenseur du fascia lata peut servir à tendre la jambe sur la cuisse, et suppléer par conséquent le quadriceps[1]. » Les muscles fessiers (normalement abducteurs et rotateurs en dehors de la cuisse) pourraient occasionnellement fléchir la cuisse sur le bassin avec la partie antérieure de leurs fibres et suppléer le psoas iliaque, etc. On peut par un examen électrique beaucoup mieux encore se rendre compte quels sont les muscles, dont la fonction physiologique fait complètement défaut, et surtout quels sont les muscles par lesquels on pourrait compenser la fonction motrice disparue. On sait que c'est de ce procédé que se servait Duchenne de Boulogne dans ses célèbres études des fonctions motrices des différents muscles dans sa physiologie des mouvements.

Une fois qu'on aura établi quels sont les muscles dont on devra se servir comme suppléants, on enseignera au malade la façon dont il devra s'y prendre pour mettre en jeu la contraction des muscles dans un but déterminé.

Le médecin montrera au malade le mouvement qu'il devra exécuter, flexion, extension, adduction, etc. Il l'exécutera passivement sur le malade. Il l'engagera ensuite à faire le mouvement *activement* en lui montrant avec le doigt le muscle qu'il devra contracter. Petit à petit le malade arrivera à esquisser un commencement de mouvement. Le médecin cherchera alors à mettre en jeu la résistance (très légère !) qu'il essaiera d'opposer au mouvement donné.

Ce n'est que quand le malade aura acquis une certaine vigueur dans le mouvement qu'il est en train d'apprendre

1. Il est évident que pour qu'un muscle puisse suppléer un autre il est indispensable que *les deux muscles aient les mêmes* attaches squelettiques. C'est donc probablement une faute d'impression qui fait dire à Kouindjy « que le quadriceps pourrait suppléer les extenseurs des orteils ; les fessiers — le biceps crural ; le biceps brachial — les extenseurs des doigts ».

qu'on passera à des exercices de rééducation plus compliqués :
la station debout, la marche..

Il sera bien entendu que la rééducation motrice comme partout ailleurs, et ici plus qu'ailleurs, ne pourra pas faire *à elle seule* tous les frais d'un traitement physiothérapique de la paralysie infantile. Le massage, la gymnastique, l'orthopédie, voire la chirurgie et l'électrothérapie auront leur part dans ce traitement.

CRAMPES PROFESSIONNELLES

LES CRAMPES PROFESSIONNELLES nous serviront de pont entre les troubles moteurs d'origine organique et ceux d'origine fonctionnelle ou mentale.

On désigne sous ce nom la perturbation dans le fonctionnement synergique de certains groupes musculaires de l'extrémité supérieure droite et qui a pour résultat l'impossibilité pour le malade d'exécuter certains mouvements coordonnés appris et souvent répétés tels que l'écriture, la couture, le jeu de violon et qui sont pour le malade habituellement des mouvements professionnels. Nous ne pouvons pas étudier ici toutes les crampes professionnelles, d'autant plus qu'elles peuvent être aussi nombreuses que sont multiples les fonctions motrices et professionnelles des mains.

Prenons comme type *la crampe des écrivains ou le graphospasme* qui est d'ailleurs la forme la plus fréquente des crampes professionnelles que le médecin aura à soigner. Elle consiste dans l'impossibilité où se trouve le malade d'écrire. Cette impossibilité se traduit de différentes manières d'où différentes formes de graphospasme.

1° *Forme spasmodique*, la plus commune. Aussitôt que le malade prend la plume en main et essaie d'écrire *il se pro-*

duit des contractions toniques ou cloniques dans différents groupes de muscles antagonistes de ceux que le malade doit mettre en contraction comme agonistes. Les doigts se mettent en extension, le pouce s'éloigne des autres doigts et la plume tombe de la main. Une autre fois c'est l'avant-bras qui s'éloigne dans une secousse brusque et inattendue du bras, ou c'est le bras qui s'approche brusquement du thorax, par une contraction inattendue du pectoral.

2° *Forme trépidante.* L'essai d'écrire produit un tremblement de la main et du bras qui augmente en violence à mesure que le malade insiste pour le vaincre par la volonté.

3° *Forme paralytique* qui se traduit par un épuisement rapide du malade. Aussitôt qu'il a tracé quelques caractères ou écrit quelques lignes, il n'en peut plus, la plume lui tombe de la main.

4° *Forme douloureuse.* Le malade atteint de cette forme d'agraphie n'a ni spasme, ni tremblement, ni épuisement, mais il éprouve des douleurs plus ou moins vives, mal localisées, tantôt dans la main, tantôt dans l'avant-bras ou même dans l'épaule et à la nuque, quand il essaie d'écrire. S'il persiste on voit sa figure se contracter de douleur. La douleur peut devenir si violente que le malade pousse des cris et refuse de continuer d'écrire.

Tout trouble d'écriture ne doit pas naturellement être envisagé comme crampe professionnelle, car dans le tabès, dans l'hémiplégie lente, dans la sclérose en plaques, dans la maladie de Parkinson, les malades peuvent éprouver des difficultés ou même de l'impossibilité d'écrire. Ce qui distingue la névrose du graphospasme c'est qu'ici, *seul le mouvement coordonné de l'écriture* est atteint pendant que les autres mouvements même les plus compliqués des doigts, des mains, etc., n'ont nullement souffert. Ceci est bien la preuve que le siège du mal doit se trouver dans le centre de coordination même de l'écriture, c'est-à-dire dans le cerveau. On a bien décrit parfois chez des malades atteints de graphospasme des points douloureux dans différents muscles, au périoste, le long des troncs nerveux, des gaines des tendons. Il est cependant certain que ces points douloureux ne peuvent pas à eux seuls former la crampe de tous les muscles engagés dans l'acte d'écriture. Ils ne peuvent évidemment agir que par voie réflexe.

Traitement. — Si un examen du malade révèle l'existence des points douloureux, musculaires, nerveux ou osseux, il ne faudra pas naturellement les négliger et tâcher d'obtenir leur disparition par des moyens usuels. Parfois la disparition d'un point douloureux fait cesser la crampe.

Cependant, dans la grande majorité des cas, le graphospasme est une maladie qui mettra bien à l'épreuve toute la sagacité et toute la patience du médecin. Il y a des cas invétérés dans lesquels tous les traitements échouent et le malade est réduit à se servir de la machine à écrire.

Dans des cas récents on commencera par interdire au malade l'écriture. Si c'est possible, on recommandera au malade une cure d'isolement et de repos, car dans beaucoup de cas on aura affaire à des neurasthéniques, chez lesquels on *fera bien d'essayer de la psychothérapie.* Quand le malade sera suffisamment reposé, on commencera le traitement kinésithérapique qui consistera dans des massages méthodiques *mais très légers* des muscles, groupe par groupe. Cette méthode de traitement a été préconisée d'abord par un professeur allemand de calligraphie, Wolf, il y a une trentaine d'années. Il est certain que Wolf faisait chez ses malades de la psychothérapie sans le savoir. Cependant, le massage méthodique des muscles, les exercices des doigts (fig. 26

à 28) séparément, les mouvements à l'opposant avec résistance peuvent agir en dehors de tout effet de suggestion, en régularisant et disciplinant les contractions synergiques des muscles.

Zabloudowski a préconisé tout un système de rééducation de l'écriture. Chez quelques malades la méthode de Zabloudowski donne en effet de très bons résultats.

Elle consiste à faire des exercices simples d'écriture, d'abord avec la craie sur un tableau noir, ensuite sur du papier avec un crayon léger (en liège) mais très volumineux. Plus tard avec une plume d'oie, entourée d'un morceau volumineux de liège, de sorte que le malade tient sa plume à pleine main. On lui fait tracer des bâtons, des ronds, ensuite des lettres et plus tard des mots. On procède en un mot exactement comme chez l'enfant qui apprend à écrire.

Quelle que soit la méthode kinésithérapique qu'on appliquera, on ne devra jamais perdre de vue que presque tous les malades à graphospasme sont des nerveux épuisés avec un cerveau mal équilibré et que chez eux c'est moins la méthode qu'on emploie qui agira, que la façon dont on l'appliquera.

Dans le chapitre qui va suivre nous aurons l'occasion encore d'insister sur les qualités d'énergie avec douceur et patience que le médecin rééducateur devra déployer pour arriver à redresser l'équilibre mental des malades atteints de névroses et psychoses des fonctions motrices.

CHAPITRE VIII

LES TICS

Il est certain que Trousseau connaissait déjà les tics et on peut même voir en lui un précurseur du traitement par la rééducation de cette maladie. Il conseille en effet de faire exécuter aux muscles affectés de convulsions des mouvements commandés, d'une façon régulière, en suivant une mesure que donne par exemple le mouvement d'un métronome ou le balancier d'une pendule[1].

Mais c'est à l'école de Charcot (Gilles de la Tourette, Guinon, Brissaud, Meige, Feindel) qu'il a été réservé de bien étudier cette question, de délimiter le domaine des tics et d'en donner un traitement rationnel (Brissaud, Feindel et Meige).

Le tic présente une anomalie de mouvement par excès de contractions musculaires. Cependant toute manifestation d'une anomalie de contractions musculaires n'est pas un tic. *Le tic est la reproduction d'un geste ou d'une attitude qui dans leur forme n'ont rien d'anormal. Ce qui est anormal et pathologique c'est que le geste ou l'attitude ne répondent à aucun besoin, qu'ils sont inutiles et involontaires.* Ainsi le malade cligne des yeux, ouvre démesurément la bouche, se lèche ou se mordille les lèvres, se gratte, hausse les épaules, etc., sans aucun besoin réel. Le point de départ d'un tic est habituellement une cause réelle, contre laquelle le malade

1. Cité d'après Contet, *loc. cit.*, p. 154.

emploie un mouvement de défense. Une blépharite provoque un clignement des yeux, un eczéma le mouvement de grattage. Un de nos malades avait le tic d'épousseter avec la main le col de son habit, pour enlever les pellicules qui lui tombaient naguère réellement de la tête. Les pellicules avaient depuis longtemps disparu, mais le geste est resté et est devenu un tic. Les tiqueurs sont habituellement des nerveux avec une hérédité neuro- et psychopathique plus ou moins chargée. Et chez des personnes de cette catégorie, surtout dans leur deuxième enfance et dans leur adolescence, toute petite cause d'irritation et de gêne peut devenir le point de départ d'un tic. A ce point de vue on peut qualifier la plupart des tics simples comme de mauvaises habitudes contractées dès l'enfance (Meige et Feindel).

Au point de vue nosologique et au point de vue du traitement, les tics représentent des valeurs très inégales.

Un simple petit tic chez un enfant de 12 à 15 ans, et qui est de date récente, ne peut pas être comparé aux tics multiples, accompagnés d'écholalie ou de coprolalie ; ou aux tics des psychasthéniques qui représentent de vraies expressions motrices d'un état mental pathologique, des obsessions et des phobies ; ou aux tics de certains idiots et débiles chez lesquels on ne pourra guère parler de volonté capable de contrôler les mouvements involontaires.

Le traitement des tics par la rééducation motrice est dû aux beaux travaux de Brissaud, de Meige et Feindel[1], de Pitres[2], Cruchet[3], Dubois (de Saujon)[4]. Il est certain que l'état

1. Meige et Feindel. *Les Tics et leur traitement*, Paris, 1902.
2. Pitres. Tics convulsifs généralisés traités et guéris par la gymnastique respiratoire. *Journal de Médecine*, Bordeaux, 1901.
3. Cruchet. Thèse de Bordeaux, 1902.
4. Dubois (de Saujon). Traitement des tics convulsifs par la rééducation des centres moteurs. *Bulletin gén. de Thérapeutique*, 1901.

mental du tiqueur doit être pris en considération pendant le traitement, et que les procédés de traitement psychothérapique aûront à jouer un rôle important dans ce traitement. On ne devra donc pas appliquer à tous les tiqueurs sans distinction et schématiquement les mêmes procédés de rééducation. Ainsi si le ou les tics sont l'expression d'une obsession ou d'une phobie, les exercices qui auront pour but de régulariser les mouvements auront beaucoup moins d'importance par eux-mêmes que le traitement par le repos et par la persuasion, selon les procédés de psychothérapie.

Il existe différentes méthodes de traitement rééducateur des tiqueurs.

La méthode de Brissaud consiste en deux ordres d'exercices : 1° *L'immobilisation des mouvements* et 2° *Les mouvements d'immobilisation.*

1° *L'immobilisation des mouvements* consiste à faire garder l'immobilité la plus absolue au malade, pendant qu'on compte lentement de 1 à 10, puis à 20, etc. Il ne faudra cependant pas pousser l'exercice jusqu'à la fatigue. Il faudra que le malade s'entraîne petit à petit, et si on peut arriver à une immobilité d'une durée de 4 à 5 minutes, on pourra considérer le malade comme presque guéri. Beaucoup de jeunes gens atteints de tics reviennent guéris du service militaire. Il est certain que la disciplinisation des mouvements et surtout les exercices d'immobilité qu'on pratique pendant le service militaire y entrent pour beaucoup.

On peut ajouter pendant l'immobilisation des exercices de gymnastique dans les parties du corps *qui ne sont pas atteintes de tics.* Ainsi, si le tic siège dans la région de la tête par exemple, le malade, tout en tenant la tête immobile, fera des exercices avec les bras. Si le tic siège dans un bras, le malade en tenant le bras immobile le long du corps, exécutera des mouvements avec la tête, à gauche, à droite, en haut, etc.

On comprend aisément la raison de tels exercices, c'est d'obtenir la suppression du tic pendant que l'attention du malade est occupée à l'exécution d'un autre acte moteur actif.

2° *Les mouvements d'immobilisation* sont improprement appelés ainsi car il s'agit moins *d'immobilisation* que de *régularisation*, de *disciplinisation* des mouvements. Les exercices d'immobilisation avaient pour but d'obtenir par des efforts de volonté la suppression du mouvement intempestif.

Maintenant *il s'agira d'exécuter le mouvement du tic mais sous le contrôle de la volonté*. Expliquons cela par un exemple. Voici un malade qui a le tic d'ouvrir démesurément la bouche et de la fermer. Par l'immobilisation des mouvements on a obtenu qu'il garde la bouche fermée pendant quelques minutes. Pour compléter le traitement on lui fera ouvrir lentement la bouche et la tenir ouverte pendant qu'on comptera à haute voix jusqu'à 5 ou 10 et puis sur commandement il fermera lentement la bouche. Les mêmes exercices de discipline psychomotrice (Brissaud) seront appliqués à tous les autres tics.

Un tic fréquent, chez les jeunes filles notamment, c'est d'exécuter des mouvements de secousse avec la tête comme pour ajuster le chapeau qui se mettrait de travers. En faisant exécuter à la tête dans le sens du tic des mouvements lents avec et sans résistance on arrivera assez facilement à maîtriser ce tic disgracieux.

La méthode de Brissaud, vulgarisée surtout par Meige et Feindel, est celle qu'on emploie le plus souvent dans la rééducation des tics et qui donnent certainement les résultats les plus satisfaisants. Dans leur beau livre cité plus haut, ces

auteurs recommandent d'expliquer au tiqueur le mécanisme
de son tic et d'en analyser avec lui les éléments, de l'intéresser en un mot activement au traitement.

Ces excellents conseils forment le principe même d'une
bonne rééducation, comme nous l'avons dit plus haut (voir
la rééducation de l'ataxie tabétique). Il est certain qu'on peut
apprendre au tiqueur à reproduire volontairement les mouvements élémentaires dont se compose son tic. Il nous semble
cependant que c'est aller un peu trop vite en besogne que de
croire que « le jour où il (le tiqueur) est capable d'imiter à
volonté son tic, il est aussi capable de l'enrayer volontairement » (Meige et Feindel, cité d'après Contet, *loc. cit.*).

Méthode de Pitres. — Pitres et son élève Cruchet partent
d'un autre principe pour maîtriser les mouvements intem-
pestifs des tics. Ils tâchent d'y arriver par une discipline des
mouvements respiratoires. Voici comment on procède. On
place le malade debout contre un mur, les talons joints, les
mains aux hanches et on lui commande de compter à haute
voix, et très lentement. De temps en temps on l'arrête et on
lui commande de faire plusieurs inspirations profondes,
suivies d'expirations lentes. Au début ces séances sont très
fatigantes, on tâchera donc de ne les faire durer d'abord que
quelques minutes. Cependant, en s'exerçant, le malade arrive
à pouvoir *travailler* et à suspendre par conséquent son tic
pendant vingt à trente minutes.

Les deux méthodes de Brissaud et de Pitres ont cela de
commun qu'elles tâchent par une discipline psychomotrice
de canaliser la volonté du malade dans deux directions en
même temps : *inhiber* le mouvement inutile (immobilisation
du mouvement de Brissaud) et en même temps, exécuter des
mouvements *intentionels* (compter à haute voix, mouvements
de respiration dans la méthode de Pitres).

Ces pratiques sont certainement très utiles et dans certaines formes légères de *tic unique* on obtiendra des guérisons assez rapidement. Cependant dans des formes plus invétérées et surtout dans des tics multiples on aura plus de chances de réussite en faisant exécuter par le malade *mais volontairement* cette fois et *avec lenteur* le *mouvement qui constitue le tic même,* ce qui, dans la méthode de Brissaud, constitue *les mouvements d'immobilisation.* On est stupéfait de constater comment cette *régularisation* du tic suffit parfois à le faire disparaître. En faisant appel à la conscience du malade qui, sous forme de volonté, *commande le mouvement et règle* sa vitesse, on supprime l'éclosion subconsciente du même mouvement sous forme de tic. Malheureusement il existe beaucoup de cas, dans lesquels le malade, tout en ayant appris à reproduire volontairement le mouvement qui constitue son tic, continue néanmoins à être tourmenté par lui. C'est qu'il y a des tics qui ne cèdent à aucun traitement. A part une certaine catégorie de tics que nous énumérerons tout à l'heure il est très difficile d'établir d'avance un pronostic quant à leur guérison. On a parfois des surprises agréables, mais aussi des désagréables à cet égard.

L'état mental du malade dominera en premier lieu le pronostic de guérison. Si on a affaire à des déments, des idiots, des arriérés ou des délirants, il sera tout à fait inutile de tenter chez eux un traitement par la rééducation. La faiblesse de volonté, un certain degré de puérilité ne doivent cependant pas empêcher la rééducation. Au contraire, en tenant bien la mesure, on rendra de grands services à ces malades, non seulement au point de vue particulier des tics, mais même pour leur état général et intellectuel, en développant leur caractère et leur intelligence.

Notons aussi le tic spécial de grincement des dents et de

mâchonnement qui prélude parfois la paralysie générale et qui contre-indique naturellement toute tentative de rééducation. L'apparition de ce tic chez un homme d'âge mûr est de très mauvais augure. Il peut à lui seul précéder la paralysie générale pendant des mois et même des années. Nous avons vu un malade présenter le tic de mâchonnement deux ans avant l'apparition des signes indubitables de paralysie générale.

Le torticolis mental mérite une description à part quoiqu'il ne présente qu'une forme particulière de *tic tonique* par opposition aux autres tics qui sont des *tics cloniques*. C'est au regretté professeur Brissaud[1] que revient le grand mérite d'avoir reconnu la nature et décrit d'une façon si magistrale cette anomalie des contractions des muscles rotateurs de la tête, qui réalise des attitudes vicieuses de la tête désignées sous le nom de *torticolis*. Avant Brissaud on ne faisait aucune différence entre les torticolis et tous étaient traités de la même façon : appareils de redressement, appareils plâtrés, sections des tendons et des muscles, etc. Si tous ces procédés de traitement peuvent réussir dans des torticolis de cause organique, dans des torticolis de cause réflexe (Mal de Pott), il y a une forme de torticolis, la forme décrite précisément par Brissaud, dans laquelle toutes ces tortures infligées au malade non seulement n'arriveront pas à le guérir, mais aggraveront au contraire son état. C'est que dans cette forme, le torticolis est l'effet d'un état mental particulier du malade. De là le nom donné par Brissaud à cette maladie : *torticolis mental*. Brissaud caractérise cet état mental en disant que ce sont des individus à volonté débile.

---

1. Brissaud. *Leçons sur les maladies nerveuses* (Salpêtrière, 1893-1894), Paris 1894. — Meige et Feindel. Congrès International de Médecine Paris, 1900.

Ils exécutent le mouvement convulsif par besoin irrésistible à la suite d'une *idée* qui les force à l'exécuter. Cependant la volonté seule suffirait à les en empêcher. Mais c'est précisément cette force de volonté qui leur fait défaut. *L'origine psychique* de ce spasme musculaire ressort encore avec évidence des *trucs* que les malades emploient pour faire cesser le spasme musculaire. Meige et Feindel en ont fait la démonstration au Congrès de Paris de 1900 par une série de photographies très instructives à ce point de vue. On voit sur ces photographies que chaque malade a son truc à lui pour faire cesser le spasme musculaire. A tel malade il suffit de toucher avec le bout du doigt sa joue pour pouvoir instantanément redresser la tête. A un autre il suffit d'appliquer deux doigts au menton pour vaincre son spasme. Ce qui dénote la nature purement fonctionnelle de cette forme de torticolis c'est que, entre le moyen employé par le malade pour vaincre le spasme et la résolution de ce spasme, il n'y a aucune relation de cause à effet. Par quel mécanisme autre que psychique, un bout de doigt appliqué sur *la joue gauche* fait-il disparaître une contraction tonique du muscle sterno-mastoïdien *à droite ?*

Ces malades doivent être traités en premier lieu comme des *nerveux,* c'est-à-dire par le repos, l'isolement et en général par tous les moyens propres à améliorer l'état général des nerveux.

Vouloir vaincre le spasme musculaire par des moyens violents est non seulement inutile mais très préjudiciable à la santé générale des malades. Nous avons vu des malades plâtrés pendant des semaines, mais aussitôt qu'on les libérait de l'appareil la tête retombait immédiatement dans l'ancienne attitude vicieuse.

On peut dire la même chose des opérations chirurgicales,

qui mutilent inutilement les muscles et les tendons, car aussitôt la cicatrisation achevée, la tête reprend son ancienne attitude, ou ce qui arrive parfois encore c'est un autre muscle qui est frappé de contractions spasmodiques. Le malade a simplement changé la forme de son torticolis.

Le seul traitement rationnel et celui aussi qui donne les meilleurs résultats est le traitement par la rééducation. Malheureusement les rechutes sont fréquentes. Il suffit d'une contrariété, d'une maladie infectieuse aiguë, parfois sans cause apparente, et le torticolis est de nouveau constitué.

Les exercices de rééducation dont on se servira pour faire cesser le torticolis rentrent dans la catégorie des exercices que nous avons décrits à propos des tics en général. Mais puisque dans les cas de torticolis ce n'est pas à des enfants, mais à des personnes d'âge mûr qu'on aura affaire, le facteur psychothérapique entrera plus en jeu que dans le traitement des tics en général. On tâchera d'expliquer au malade que c'est sa faiblesse de volonté qui est la cause principale de son mal. On lui indiquera par quels moyens il pourra arriver petit à petit à refaire sa volonté et à rétablir l'équilibre dans les contractions musculaires.

Ainsi prenons l'exemple d'un malade dont la tête est couchée sur l'épaule gauche. Nous plaçons le malade debout devant nous le dos appuyé contre un mur. Nous disons au malade : « Ne pensez pas pour l'instant à votre muscle contracturé, concentrez toute votre volonté dans le muscle du côté opposé. » On touche avec la main le sterno-mastoïdien du côté non contracturé pour bien indiquer au malade quel muscle on désire qu'il contracte. On insiste : « Tâchez de mettre toutes vos forces à contracter ce muscle, ne pensez pas à autre chose. Essayez, essayez, voyez, ça commence. » Par cette persuasion on arrive presque toujours à vaincre le spasme. Si le malade est parvenu à redresser ainsi la tête, on l'engage à la tenir droite et immobile pendant qu'on comptera à haute voix jusqu'à 10, 20, 30, etc. On fera faire

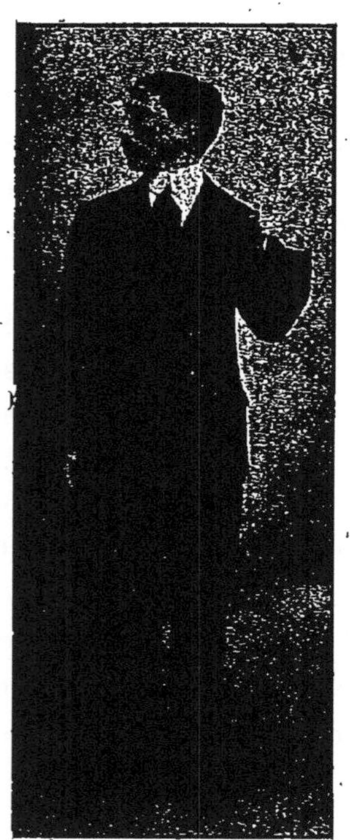 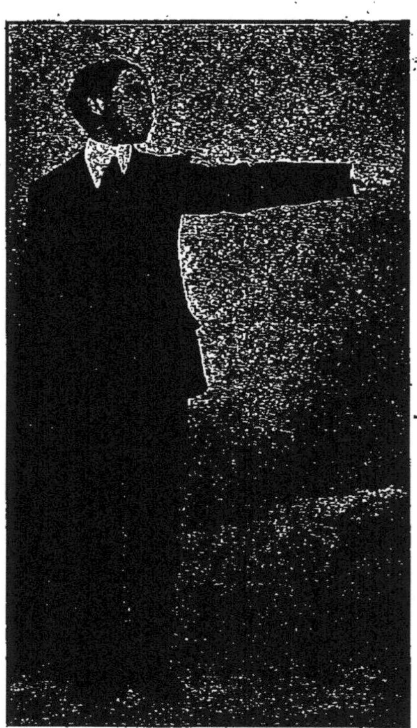

Fig. 35 et 36. — Mouvements associés de la tête et du bras
dans la rééducation appliquée au torticolis mental.

ensuite au malade des mouvements avec la tête à gauche, à droite, en bas, en haut.

Parfois, pour vaincre le spasme, *on est obligé d'abord de l'exagérer*. Ainsi la tête se trouve en rotation à gauche, on ordonnera au malade de *tourner la tête encore davantage* à gauche et de la ramener ensuite à droite. Ce procédé réussit parfois là où on échoue avec d'autres.

Un troisième procédé pour faire vaincre le spasme est d'employer *des mouvements associés*. Ainsi le malade qui a la tête spasmodiquement tournée à droite arrive à la tourner à gauche, si on l'engage en même temps qu'il tourne la tête à projeter son bras à gauche (fig. 35 et 36). *Dès le début du traitement on défendra au malade de se servir de son truc pour redresser la tête.*

CHAPITRE IX

LA RÉÉDUCATION MOTRICE CHEZ LES HYSTÉRIQUES ET LES NEURASTHÉNIQUES

Quelle que soit au point de vue nosologique la différence entre l'hystérie et les états neurasthéniques — différence sur laquelle nous reviendrons tout à l'heure — au point de vue de la rééducation, elles ont cela de commun que chez les hystériques comme chez les neurasthéniques la rééducation est psychique (Contet), c'est-à-dire qu'elle tâche d'agir *par la suggestion* et par *la persuasion*. Dans les troubles moteurs d'origine organique, comme nous l'avons exposé plus haut, la rééducation se fait à l'aide de suppléance et de compensation des fonctions motrices perdues ou altérées. Ici rien de pareil. Dans les troubles moteurs d'origine mentale, où les malades se déclarent incapables d'exécuter tel ou tel mouvement par fausse représentation mentale ou fausse interprétation, la tâche de la rééducation est de redresser le fonctionnement de l'âme, de la conscience du malade. On se sert pour cela également d'exercices, mais ici l'exercice n'est pas *le but,* comme dans l'ataxie et la paralysie organique, mais *le moyen* pour lui démontrer que les mécanismes de sa motilité sont en état de parfaitement fonctionner *si le malade y met de la volonté.*

Avant d'entrer dans le détail de la méthode de rééducation des troubles moteurs d'origine hystérique ou neurasthénique, il nous faut dire quelques mots sur la délimitation des phénomènes hystériques et neurasthéniques et la conception actuelle de ces deux grandes psychonévroses.

Il fut un temps, qui n'est pas encore très éloigné de nous, où tout symptôme pathologique obscur, difficile à interpréter ou énigmatique, était sans autre forme de procès inscrit sur le compte soit de l'hystérie, soit de la neurasthénie. L'hystérie était la grande simulatrice (Souques) de tous les symptômes imaginables en pathologie. Luys croyait sincèrement qu'on pouvait empoisonner un hystérique avec de l'eau, en lui faisant croire par la suggestion en état d'hypnose que cette eau était de la strychnine ou un autre poison violent. C'est le grand mérite de Babinski d'avoir produit une vraie révolution dans l'interprétation et surtout dans la délimitation des phénomènes hystériques.

Peut-être Babinski va-t-il un peu trop loin en demandant de ne considérer comme hystériques que les phénomènes morbides qui peuvent être provoqués par la suggestion et guéris de même. Il a cependant rendu un signalé service en exigeant plus de critique et de contrôle dans l'interprétation des symptômes que peuvent présenter les hystériques, en démasquant les *mythomanes* (Dupré), en élevant un doute sur la réalité des troubles trophiques, de la fièvre, d'hémorrhagies, d'atrophies musculaires d'origine hystérique.

La conception actuelle de l'hystérie est qu'il s'agit là d'une vraie maladie mentale. L'hystérique est un aliéné avec une constitution mentale particulière, qui est caractérisé par un mélange de pose et d'indifférence, de passivité, de faiblesse de caractère telle qu'on peut tout lui faire croire. De là la grande suggestibilité des hystériques à l'état de veille et en état d'hypnose.

Dans l'interprétation des manifestations somatiques de

l'hystérie, on est tenu à la plus grande circonspection par suite de la simulation plus ou moins inconsciente des différents symptômes, et par le fait qu'en recherchant certains symptômes chez un hystérique on les crée (Babinski). La mythomanie de certains hystériques est parfois stupéfiante et dénote à elle seule que les hystériques sont des aliénés dans le sens le plus propre du mot. N'est-ce pas un aliéné cet homme qui se donne artificiellement de la gangrène des mains pour se faire ensuite amputer à l'hôpital, d'abord de la main, ensuite de l'avant-bras et du bras (Dieulafoy)? Est-elle saine d'esprit la malade qui fait artificiellement monter le thermomètre à 41° pour faire croire une mastoïdite d'abord, à un abcès du cerveau ensuite et subit les opérations les plus graves qui mettent sa vie dans le plus grand danger (Guinard)? Il faut souvent toute la sagacité du clinicien le plus avisé pour dépister la mythomanie.

Les troubles moteurs que les hystériques peuvent présenter et qui sont susceptibles d'être guéris par la rééducation sont des paralysies flasques ou plus souvent encore des paralysies avec contractures. Par leur localisation elles peuvent être mono-, hémi- ou paraplégiques. Nous n'avons pas à insister ici sur les caractères objectifs qui différencient une paralysie hystérique d'une paralysie d'origine organique. C'est encore à Babinski qu'on doit de savoir distinguer, grâce au régime des réflexes, au signe de l'orteil en premier lieu, au signe du peaucier, à la flexion combinée du tronc et de la cuisse, etc., une paralysie organique d'une paralysie hystérique.

De quelque ordre que soit le trouble que présente un hystérique, la première condition à remplir en entreprenant le traitement, c'est de le sortir du milieu familial ou autre dans lequel il vit, c'est-à-dire de *l'isoler*. C'est la condition *sine qua non* de réussite. Si pour le traitement de la neurasthénie, comme nous le verrons plus loin, cette question peut se discuter, pour l'hystérie, depuis Charcot, elle doit être considérée comme absolue : si on veut guérir les manifestations somatiques de l'hystérie, peu importe le traitement qu'on se propose d'inaugurer, il faut d'abord isoler le malade. Une fois l'isolement réalisé on verra s'il est utile de maintenir le malade au lit, de le suralimenter, etc. Tout cela sont des questions sur lesquelles nous n'avons pas à nous appesantir ici.

Le traitement par la rééducation psychique chez l'hystérique est extrêmement délicat et doit être savamment dosé et individualisé. On pourrait se lancer à perte de vue dans des discussions philosophiques sur l'état d'âme et les processus psychologiques qui se passent dans le cerveau d'un hystérique. Des trésors d'éloquence ont été dépensés dans de nombreux volumes à ce sujet. Cependant la question n'a pas pour cela beaucoup progressé. Quelle que soit la doctrine dont on se réclame dans l'interprétation des phénomènes hystériques, dans la question de la rééducation on devra se guider par ces deux principes essentiels : c'est que l'hystérique subit avec une facilité extrême la volonté d'autrui, c'est-à-dire *qu'il est très suggestible ;* et qu'en même temps il est comédien, menteur et mythomane. Poser pour la galerie même au prix de mutilations et de souffrances est chose courante chez l'hystérique. L'hystérique ment consciemment et inconsciemment, avec la sincérité et la naïveté d'un enfant.

Sermonner un hystérique, être dur avec lui, démasquer brutalement ses supercheries ne sert de rien et aboutit tout au plus à une crise d'hystérie. Il faut se montrer compatissant, bon et énergique en même temps. Traiter un hystérique par la persuasion, par la discussion, la logique, comme nous le verrons faire chez les neurasthéniques, est chose inutile. Chez l'hystérique il faut parler au cœur et non à la raison. C'est surtout chez l'hystérique que, selon la formule de Pascal, le cœur a des raisons que la raison ne connaît pas. *Il faut parler avec l'hystérique ferme et sur un ton doux, mais qui n'admet cependant pas de discussion.* Tout en agissant ainsi on ne devra pas oublier le but qu'on se propose, c'est de refaire une volonté au malade. On devra donc lui laisser une certaine initiative, et non le subjuguer complètement, en le traitant comme une chose inerte et en le faisant agir comme un automate. On l'encouragera, on récompensera les progrès. On se servira de la vanité de ces malades dans un sens profitable à leur guérison. Mais tout cela à juste mesure et sans dépasser le but. Il ne faut jamais devant le malade mettre en doute la réalité de ses souffrances, dire au malade qu'il est un malade imaginaire; se moquer de ses symptômes, c'est perdre entièrement sa confiance et vouer dès le début tout le traitement à un échec certain.

Quand on sera parvenu à capter complètement la confiance du malade, il deviendra parfois très facile de guérir une paralysie musculaire. Très souvent en quelques jours toute trace de paralysie aura disparu, et le malade qui chez lui entouré de l'affection des siens, était complètement paraplégique, ne sera nullement étonné, au bout de quelques jours d'isolement, de pouvoir se promener et marcher normalement. Les paralysies hystériques avec contracture cèdent généralement plus rapidement que les paralysies flasques.

Il est plus utile de ne pas chercher à obtenir rapidement une guérison, car dans ces cas les rechutes sont fréquentes. Une guérison obtenue lentement est plus durable. Pour récupérer les mouvements d'une extrémité paralysée, on dosera graduellement les différents exercices, pour habituer le malade à manier avec discernement ses impulsions motrices volontaires. Ainsi à un malade qui ne peut pas bouger une extrémité supérieure on ne dira pas à brûle-pourpoint « serrez-moi la main ou levez le bras en l'air », mais on lui dira : « essayez de plier l'index ou de rapprocher le pouce des autres doigts. Petit à petit on passera d'un segment articulaire à un autre, et *on défendra au malade de faire des mouvements dans les articulations qui n'ont pas encore été soumises aux exercices*. Graduellement on compliquera les exercices, on fera faire des mouvements avec résistance, on fera des exercices de soulèvements des poids, de couture, de dessin, d'écriture, etc. S'il s'agit d'une paraplégie des jambes ou d'une hémiplégie, on adaptera et dosera les exercices selon les circonstances en se guidant par le même principe. Nous insistons encore une fois, car la chose nous paraît essentielle : *chez l'hystérique, la volonté du médecin déclanchera chez le malade par la suggestion — à l'état de veille bien entendu ! — le pouvoir de commencer le mouvement, mais il tâchera ensuite que le malade continue le mouvement par sa volonté propre*. Le rôle du médecin devra être de stimuler et d'encourager continuellement la volonté du malade, sans la remplacer complètement.

LA NEURASTHÉNIE

La neurasthénie, tout en étant comme l'hystérie une maladie mentale, se distingue cependant foncièrement de celle-ci. Nous avons vu que ce qui caractérise l'état mental de l'hystérique, c'est une complète indifférence et insouciance vis-à-vis de ses symptômes. Chez le neurasthénique c'est tout le contraire. Le neurasthénique est un malade inquiet continuellement préoccupé de sa santé. C'est le fameux client aux petits papiers, qui craint toujours d'oublier quelque symptôme.

Dans les degrés peu prononcés de la maladie il s'agit simplement d'une sensation d'épuisement rapide, de préoccupations injustifiées concernant la santé générale, d'inquiétudes d'ordre hypochondriaque (Erschöpfungs et Angstneurose des Allemands). Dans ces cas qu'on peut taxer de légers, les malades sont encore capables de corriger eux-mêmes par le raisonnement, de neutraliser les sensations anormales qu'ils ressentent. Ces formes de neurasthénie guérissent facilement, au moins pour un certain temps, par un traitement approprié. Dans des formes plus intenses de la maladie le malade n'est plus maître de ses sensations pathologiques. Il est dominé par celles-ci, qui deviennent obsédantes et donnent lieu à différentes phobies. Dans cette forme de neurasthénie appelée par Janet *Psychasthénie,* le malade est mentalement tout à fait désemparé. Tous ses organes peuvent être le siège de troubles fonctionnels.

Ce qui nous intéresse particulièrement ce sont les troubles dans le domaine de la mobilité et la possibilité de leur rééducation.

Contrairement à ce que nous voyons chez les hystériques, *il n'existe pas de paralysies d'origine psychasthénique.* Il existe des *abasies* et surtout des *dysbasies* d'origine cérébrale. Le malade se déclare incapable de marcher. Cependant tous les muscles se contractent parfaitement. S'il l'essaie, il est pris soit de tremblement, de battements de cœur, d'angoisse, de vertige, etc. Si on lui en demande la raison, il répond qu'il se sent incapable de faire l'effort nécessaire pour mettre le corps en mouvement. Il se sent épuisé, fatigué non dans ses membres ou dans ses muscles, *mais dans son cerveau.* Il est incapable *de vouloir marcher.* On conçoit que le traitement de tels états ne peut consister que dans des moyens psychothérapiques. La première à remplir c'est de mettre le malade au repos le plus absolu aussi bien psychique que physique. Pour rééduquer les fonctions cérébrales motrices on aura recours à *la persuasion*. Nous disons *persuasion* et non *suggestion*. Nous avons dit plus haut qu'avec les hystériques il ne fallait ni discuter, ni raisonner, qu'il fallait leur *ordonner*. Avec le psychasthénique au contraire *il faut raisonner*. Le malade demande à être convaincu, réconforté, persuadé qu'il guérira. Toutes les plaintes du neurasthénique doivent toujours être prises au sérieux, discutées et analysées avec lui. On ne doit pas craindre de fatiguer le malade par ces exercices purement psychiques. C'est un phénomène bizarre et qui prouve la dysharmonie dans les fonctions cérébrales des psychasthéniques que des entretiens et des discussions au sujet de la maladie et des symptômes peuvent durer pendant des heures sans que le malade se plaigne de la moindre fatigue. Au contraire, il déclare se sentir plus réconforté à la fin d'un tel entretien avec son médecin, qu'au début, et cependant une promenade de quelques minutes l'essouffle, le brise.

Pour rééduquer la dysbasie neurasthénique on se servira naturellement des exercices de marche. Déjerine et Gauckler, dans leur excellent livre[1], conseillent de faire la rééducation de la marche chez les neurasthéniques *sans éveiller leur attention*. Car, disent ces auteurs, qui dit attention, dit travail et par conséquent fatigue cérébrale. Nous ne sommes pas tout à fait de cet avis. Il est certain que si pendant la promenade on entretient le malade des choses qui l'intéressent, il *oublie* sa fatigue et peut marcher pendant un temps beaucoup plus long que si son attention est retenue par la marche seule. On

---

1. Déjerine et Gauckler. *Les manifestations fonctionnelles des psychonévroses et leur traitement par la psychothérapie*, Paris, 1911.

peut cependant, en la dosant prudemment, augmenter graduellement la marche avec le concours actif de la volonté du malade, sans toutefois pousser jusqu'à la fatigue. En effet le point essentiel dans la rééducation motrice du neurasthénique, c'est que *les exercices ne devront jamais provoquer de sensation de fatigue*. Et ici nous suivons l'excellent conseil de Déjerine et Gauckler, de ne pas fixer au neurasthénique un *minimum* de marche, mais bien plutôt un *maximum*. Ainsi on dira au malade : Aujourd'hui vous marcherez pendant une demi-heure *au plus*. Le malade, sachant qu'il ne doit pas dépasser ce laps de temps et rester plutôt au-dessous, ne se pressera pas, ne sera pas anxieux de ne pas pouvoir fournir un *minimum* de travail et sera tout fier d'avoir pu dépasser le *maximum* fixé, car il dépassera toujours le maximum, si [le médecin prend bien soin de fixer ce maximum trop bas pour les forces du malade. En élevant graduellement ce maximum on arrivera à entraîner le malade progressivement à la marche et à le guérir de sa dysbasie.

Pour les psychasthéniques *agoraphobiques* ou qui se plaignent de vertige pendant la marche dans la rue quand ils sont seuls, on les entraînera à la marche en leur donnant le bras, ensuite en marchant simplement à côté d'eux. Plus tard on obtiendra d'eux qu'ils marchent seuls pendant que la personne chargée de les accompagner se tiendra à une certaine distance *devant eux*. Et plus tard encore l'accompagnateur marchera derrière le malade. De cette façon et en usant de la persuasion et d'autres moyens psychothérapiques, on finira par avoir raison de ces obsessions et phobies motrices.

TABLE DES MATIÈRES

PREMIÈRE PARTIE
LE TABES

CHAPITRE PREMIER
LE TABES DORSALIS

CHAPITRE II
PHYSIOLOGIE DE LA COORDINATION MOTRICE

CHAPITRE III
L'HYPOTONIE MUSCULAIRE TABÉTIQUE

CHAPITRE IV
EXERCICES DE RÉÉDUCATION

CHAPITRE V

INDICATIONS ET CONTRE-INDICATIONS DE LA RÉÉDUCATION
DE L'ATAXIE TABÉTIQUE

CHAPITRE VI

DEUXIÈME PARTIE

TROUBLES MOTEURS, ORGANIQUES ET FONCTIONNELS

CHAPITRE VII

PARALYSIES ORGANIQUES

CHAPITRE VIII

LES TICS

CHAPITRE IX

LA RÉÉDUCATION MOTRICE CHEZ LES HYSTÉRIQUES
ET LES NEURASTHÉNIQUES

LIBRAIRIE FÉLIX ALCAN
FÉLIX ALCAN ET R. LISBONNE ÉDITEURS

MÉDECINE — SCIENCES

CATALOGUE
DES
Livres de Fonds

TABLE DES MATIÈRES

On peut se procurer tous les ouvrages qui se trouvent dans ce Catalogue par l'intermédiaire des libraires de France et de l'Étranger.

On peut également les recevoir franco par la poste, sans augmentation des prix désignés, en joignant à la demande des TIMBRES-POSTE FRANÇAIS *ou un* MANDAT *sur Paris.*

108, BOULEVARD SAINT-GERMAIN, 108
PARIS

OCTOBRE 1911

DERNIÈRES PUBLICATIONS MÉDICALES
(1910 et 1911)

TRAITÉ CHIRURGICAL D'UROLOGIE
par F. LEGUEU
Chirurgien de l'hôpital Laënnec. Professeur agrégé à la Faculté de Médecine de Paris.
Avec 663 figures dans le texte et 8 planches en couleurs hors texte.
Préface de M. le Professeur Guyon, de l'Institut.
Un fort volume grand in-8, de viii-1382 pages, cartonné. . . . . . **40 fr.**

TRAVAUX DE LA DEUXIÈME CONFÉRENCE INTERNATIONALE
POUR
L'ÉTUDE DU CANCER
Tenue à Paris du 1er au 5 Octobre 1910
PUBLIÉS SOUS LA DIRECTION DE MM.

Le prof. PIERRE DELBET   et le   Dr R. LEDOUX-LEBARD
Secrétaire général   Secrétaire
de l'Association française pour l'Étude du Cancer

RAPPORTS PRÉSENTÉS — DISCUSSIONS

Un fort volume in-8 de lxii-803 p. et une planche hors texte. . . . **20 fr.**

LES MALADIES DU CŒUR
par le Dr JAMES MACKENSIE
Membre du Collège royal des Médecins.
Traduit sur la deuxième édition anglaise.

par le Dr FRANÇON
Médecin consultant à Aix-les-Bains.

Préface de M. le Dr H. VAQUEZ
Professeur agrégé à la Faculté de Médecine, Médecin des Hôpitaux de Paris.

Un fort vol. in-8, avec 280 figures dans le texte et hors texte. . . . **15 fr.**

L'ANAPHYLAXIE
par CH. RICHET
Professeur à la Faculté de Médecine de Paris, Membre de l'Académie de Médecine.
Un volume in-16. . . . . **3 fr. 50**

L'ÉTAT MENTAL DES HYSTÉRIQUES
LES STIGMATES MENTAUX DES HYSTÉRIQUES. — LES ACCIDENTS MENTAUX
DES HYSTÉRIQUES. — ÉTUDES SUR DIVERS SYMPTÔMES HYSTÉRIQUES
LE TRAITEMENT PSYCHOLOGIQUE DE L'HYSTÉRIE.
par le Dr PIERRE JANET
Professeur de psychologie au Collège de France.
2e édition. 1 fort vol. gr. in-8 avec gravures dans le texte. . . . . . **18 fr.**

Le Diagnostic des Maladies nerveuses
par PURVES STEWART (de Londres).
Médecin de l'hôpital de Westminster et de l'hôpital de West End pour les maladies nerveuses.
Traduction et adaptation française par le Dr GUSTAVE SCHERB
Préface du Dr F. HELME
Un fort volume grand in-8 avec 208 figures et diagrammes. . . . . . **15 fr.**

clinique médicale infantile. Avec gravures.............................. 4 fr.

Manuel de pathologie. *A l'usage des sages-femmes et des mères*, par le Dr H. DUFOUR, médecin de l'Hôpital de la Maternité. 1 vol. in-16, avec 53 grav. dans le texte et 14 pl. en coul. hors texte.. 6 fr.

La médecine préventive du premier âge, par le Dr P. LONDE, ancien interne des hôpitaux de Paris.. 4 fr.

Manuel de psychiatrie, par le Dr J. ROGUES DE FURSAC, médecin en chef des asiles de la Seine. 4e édition. Revue et augmentée.......................... 4 fr.

La démence précoce. *Étude psychologique, médicale et médico-légale*, par le Dr CONSTANZA PASCAL, médecin des asiles publics d'aliénés.......................... 4 fr.

Hygiène de l'alimentation dans l'état de santé et de maladie, par le Dr J. LAUMONIER, avec gravures. 4e édition. Entièrement refondue...................... 4 fr.

PRÉCÉDEMMENT PARUS :

Essai sur la puberté chez la femme, par Mlle le Dr Marthe FRANCILLON, ancien interne des hôpitaux de Paris.. 4 fr.

La mélancolie, par le Dr R. MASSELON, médecin adjoint de l'asile de Clermont....... 4 fr.

Les embolies bronchiques tuberculeuses, par le Dr SABOURIN, médecin du sanatorium de Durtol, avec gravures.. 4 fr.

La responsabilité. *Étude de socio-biologie et de médecine légale*, par le Dr G. MORACHE, prof. de médecine légale à l'Univ. de Bordeaux, associé de l'Académie de médecine. 4 fr.

Naissance et mort. *Étude de socio-biol. et de médecine lég.*, par le même........... 4 fr.

Grossesse et accouchement. *Étude de socio-biol. et de médecine lég.*, par le même.. 4 fr.

Les nouveaux traitements, par le Dr J. LAUMONIER. 2e édit............. 4 fr.

Manuel d'électrothérapie et d'électrodiagnostic, par le Dr E. ALBERT-WEIL, avec 88 gravures. 2e édition. (*Couronné par l'Académie de médecine*)................ 4 fr.

L'hystérie et son traitement, par le Dr PAUL SOLLIER............................ 4 fr.

L'instinct sexuel. *Évolution, dissolution*, par le D^r CH. FÉRÉ, médecin de Bicêtre. 2e éd. 4 fr.

L'intubation du larynx chez l'enfant et l'adulte, par le Dr A. BONIN, avec 42 grav. 4 fr.

Pratique de la chirurgie courante, par le Dr M. CORNET. Préface du prof. OLLIER, avec 111 gravures.. 4 fr.

Les maladies de l'urèthre et de la vessie chez la femme, par le Dr KOLISCHER, prof. de gynécologie à Chicago Clinical School. Traduit de l'all. par le Dr *Beuttner*, avec grav. 4 fr.

L'éducation rationnelle de la volonté. *Son emploi thérapeutique*, par le Dr P.-E. Lévy, préface de M. le *Professeur Bernheim*, 7e édition.................. 4 fr.

La mort réelle et la mort apparente. Nouveaux procédés de diagnostic et traitement de la mort apparente, par le Dr S. ICARD, avec gravures. (*Ouvrage récompensé par l'Institut*) 4 fr.

La fatigue et l'entraînement physique, par le D^r PH. TISSIÉ, préface de M. le *Professeur Bouchard*, avec gravures. 3e édition.......................... 4 fr.

Morphinisme et morphinomanie, par le Dr P. RODET. (*Ouvrage couronné par l'Académie de médecine*).. 4 fr.

L'hygiène sexuelle et ses conséquences morales, par le Dr S. RIBBING, professeur à l'Université de Lund (Suède). 4e édition.......................... 4 fr.

Hygiène de l'exercice chez les enfants et les jeunes gens, par le Dr F. LAGRANGE, lauréat de l'Institut. 9e édition.. 4 fr.

L'exercice chez les adultes, par le même. 7e édition...................... 4 fr.

Hygiène des gens nerveux, par le Dr LEVILLAIN. 5e édition.............. 4 fr.

L'Idiotie. *Psychologie et éducation de l'idiot*, par le Dr J. VOISIN, médecin de la Salpêtrière, avec gravures.. 4 fr.

La famille névropathique. *Hérédité, prédisposition morbide, dégénérescence*, par le D^r CH. FÉRÉ, médecin de Bicêtre, avec gravures. 2e édition.................. 4 fr.

L'éducation physique de la jeunesse, par A. Mosso, professeur à l'Université de Turin. 4 fr.

Manuel de percussion et d'auscultation, par le Dr P. SIMON, professeur à la Faculté de médecine de Nancy, avec gravures.......................... 4 fr.

Le traitement des aliénés dans les familles, par le D^r CH. FÉRÉ, médecin de Bicêtre, 3e édition.. 4 fr.

Dans la même Collection :

MÉDECINE OPÉRATOIRE
par M. le Professeur FÉLIX TERRIER
Membre de l'Académie de médecine,
Professeur de clinique chirurgicale à la Faculté de médecine de Paris.

Petit manuel d'anesthésie chirurgicale, par les Drs FÉLIX TERRIER et M. PÉRAIRE, avec 37 gravures.. 3 fr.

Petit manuel d'antisepsie et d'asepsie chirurgicales, par *les mêmes*, avec 70 gravures. 3 fr.

L'opération du trépan, par *les mêmes*, avec 222 gravures...................... 4 fr.

Chirurgie de la face, par les Drs FÉLIX TERRIER, GUILLEMAIN, chirurgien des hôpitaux de Paris, et MALHERBE, avec 214 gravures... .... 4 fr.

Chirurgie du cou, par *les mêmes*, avec 101 gravures.......................... 4 fr.

Chirurgie de la plèvre et du poumon, par les Drs FÉLIX TERRIER et E. REYMOND, avec 67 gravures.. 4 fr.

Chirurgie du cœur et du péricarde, par *les mêmes*, avec 79 gravures.............. 3 fr.

NOUVELLE
COLLECTION SCIENTIFIQUE

Directeur : ÉMILE BOREL
Sous-directeur de l'École normale supérieure,
Professeur à la Sorbonne.

VOLUMES IN-16 A 3 FR. 50

Volumes publiés en 1910 et en 1911

TANNERY (Jules), de l'Institut, sous-directeur de l'Ecole Normale Supérieure; **Science et Philosophie**. 1 vol. in-16.. 3 fr. 50

RABAUD (E.), maître de conférences à la Sorbonne. **Le transformisme et l'expérience**. 1 vol. in-16.. 3 fr. 50

OSTWALD, professeur à l'Université de Leipzig. **L'Évolution de l'électro-chimie**, traduit de l'allemand par E. PHILIPPI. 1 vol. in-16.................................... 3 fr. 50

De la méthode dans les sciences : (2e série).

Avant-propos, par EMILE BOREL. — *Astronomie, jusqu'au milieu du XVIIIe siècle*, par B. BAILLAUD, de l'Institut, directeur de l'Observatoire de Paris. — *Chimie physique*, par JEAN PERRIN, professeur à la Sorbonne. — *Géologie*, par LÉON BERTRAND, professeur-adjoint à la Sorbonne. — *Paléobotanique*, par R. ZEILLER, de l'Institut, professeur à l'Ecole des Mines. — *Botanique*, par LOUIS BLARINGHEM, chargé de cours à la Sorbonne. — *Archéologie*, par SALOMON REINACH, de l'Institut. — *Histoire littéraire*, par GUSTAVE LANSON, professeur à la Sorbonne. — *Statistique*, par LUCIEN MARCH, directeur de la statistique générale de la France. — *Linguistique*. par A. MEILLET, professeur au Collège de France. 1 vol. in-16.. 3 fr. 50

BUAT (E.), chef d'escadron au 25e régiment d'artillerie de campagne. **L'artillerie de campagne**. *Son histoire, son évolution, son état actuel*. 1 vol. in-16 avec 75 grav. 3 fr. 50

MEUNIER (Stanislas), professeur de géologie au Muséum d'histoire naturelle. * **L'évolution des Théories géologiques**. 1 vol. in-16, avec gravures.................. 3 fr. 50

NIEDERLE (Lubor), professeur à l'Université de Prague. * **La Race slave**, *Statistiqué démographie, anthropologie*. Traduit du tchèque et précédé d'une préface, par L. LEGER, de l'Institut. 1 vol. in-16.......... .... 3 fr. 50

PAINLEVÉ (Paul), de l'Institut, et BOREL (Emile). * **L'Aviation**. 4e édition; revue et augmentée. 1 vol. in-16, avec gravures.. 3 fr. 50

DUCLAUX (Jacques), préparateur à l'Institut Pasteur. * **La Chimie de la Matière vivante**. 2e édition. 1 vol. in-16.. 3 fr. 50

MAURAIN (Ch.), professeur à la Faculté des sciences de Caen. * **Les États physiques de la Matière**. 2e éd. 1 vol. in-16, avec gravures............................ 3 fr. 50

Précédemment parus.

LE DANTEC (F.), chargé du cours de biologie générale à la Sorbonne. **Éléments de Philosophie biologique**. 1 vol. in-16. 3e édition.............................. 3 fr. 50

BONNIER (Dr P.), laryngologiste de la clinique médicale de l'Hôtel-Dieu. **La Voix**. *Sa culture physiologique. Théorie nouvelle de la phonation*. 3e édition. 1 vol. in-16, avec gravures.. 3 fr. 50

* **De la Méthode dans les Sciences : (1re série).**

1. *Avant-propos*, par M. P.-F. THOMAS, docteur ès lettres, professeur de philosophie au lycée Hoche. — 2. *De la Science*, par M. ÉMILE PICARD, de l'Institut. — 3. *Mathématiques pures*, par M. J. TANNERY, de l'Institut. — 4. *Mathématiques appliquées*, par M. PAINLEVÉ, de l'Institut. — 5. *Physique générale*, par M. BOUASSE, professeur à la Faculté des Sciences de Toulouse. — 6. *Chimie*, par M. JOB, professeur au Conservatoire des Arts et Métiers. — 7. *Morphologie générale*, par M. A. GIARD, de l'Institut. — 8. *Physiologie*, par M. LE DANTEC, chargé de cours à la Sorbonne. — 9. *Sciences médicales*, par M. PIERRE DELBET, professeur à la Faculté de médecine de Paris. — 10. *Psychologie*, par M. TH. RIBOT, de l'Institut. — 11. *Sciences médicales*, par M. DURKHEIM, professeur à la Sorbonne. — 12. *Morale*, par M. LÉVY-BRUHL, professeur à la Sorbonne. — 13. *Histoire*, par M. G. MONOD, de l'Institut. 2e édition, 1 vol. in-16.............. 3 fr. 50

THOMAS (P.-F.), professeur au lycée Hoche. * **L'Éducation dans la Famille**. *Les péchés des parents*. 3e édition. 1 vol. in-16 *(Couronné par l'Institut)*...................... 3 fr. 50

LE DANTEC (F.). **La Crise du Transformisme**. 2e édition. 1 vol. in-16............ 3 fr. 50

OSTWALD (W.), professeur à l'Université de Leipzig. **L'Énergie**, traduit de l'allemand par E. PHILIPPI, 3e édition. 1 vol. in-16.. 3 fr. 50

RÉCENTES PUBLICATIONS
MÉDICALES ET SCIENTIFIQUES

Pathologie et Thérapeutique médicales.

ALBERT-WEIL (É.), chargé du service d'électrothérapie de la Clinique chirurgicale infantile de l'hôpital Tenon. Manuel d'électrothérapie et d'électrodiagnostic. 1906. In-16, avec 88 fig. 2ᵉ édition. Cart. à l'angl. *(Récompensé par l'Académie de médecine)*........ 4 fr.

BATIER (Dʳ G.). Tuberculose humaine et tuberculoses animales. De leur unicité. 1907. 1 vol. gr. in-8 .... 6 fr.

BERGER (E.) et LOEWY (R.). Les troubles oculaires d'origine génitale chez la femme. 1905. 1 vol. in-16.......... .... 3 fr.

BONAIN (A.), chirurgien de l'hôpital civil de Brest. Traité de l'intubation du larynx chez l'enfant et chez l'adulte. 1902. 1 vol. in-16, avec 50 fig. Cartonné à l'anglaise...... 4 fr.

BOUCHUT et DESPRÉS, professeurs agrégés à la Faculté de médecine de Paris, médecin et chirurgien des hôpitaux. Dictionnaire de médecine et de thérapeutique médicale et chirurgicale, comprenant le résumé de la médecine et de la chirurgie, les indications thérapeutiques de chaque maladie, la médecine opératoire, les accouchements, l'oculistique, l'odontotechnie, les maladies d'oreille, l'électrisation, la matière médicale, les eaux minérales, et un formulaire spécial pour chaque maladie. 7ᵉ édit., très augmentée, revue par MM. les Dʳˢ Fernand Bouchut et G. Marion, professeur agrégé à la Faculté de médecine de Paris, chirurgien des hôpitaux. 1907. 1 vol. in-4, avec 1 097 figures dans le texte : broché, 25 fr. — Relié .... 30 fr.

CORNIL (V.) et BABES, professeur à la Faculté de médecine de Bucarest. Les bactéries, leur rôle dans l'histologie pathologique des maladies infectieuses. 2 vol. gr. in-8; contenant la description des méthodes de bactériologie. 3ᵉ édit., 1890, avec 385 fig. en noir et en couleurs dans le texte et 12 planches hors texte.......................... 40 fr.

CORNIL (V.), RANVIER (L.), BRAULT et LETULLE. Manuel d'histologie pathologique. Tome I, 1901. 1 vol. grand in-8, avec gravures en noir et en couleurs. 3ᵉ édit., 25 fr. — Tome II, 1902. 1 vol. grand in-8, avec gravures en noir et en couleurs, 25 fr. — Tome III. 1907. 1 fort vol., grand in-8, avec grav. en noir et en couleurs, 30 fr. (Voir détails page 2.)

DESCHAMPS (Dʳ A.). Les maladies de l'énergie. *Les asthénies générales. Épuisements, insuffisances, inhibitions* (clinique-thérapeutique), préface de M. le Prof. F. Raymond. 2ᵉ édit., revue, 1909. 1 vol. in-8 *(couronné par l'Académie de médecine)*............ 8 fr.

DUFOUR (Dʳ H.). Médecin de l'hôpital de la Maternité. Manuel de pathologie. *A l'usage des sages-femmes et des mères.* 1 vol. in-16, avec 53 grav. dans le texte et 14 pl. en coul. hors texte. 1911..., 6 fr.

FÉRÉ (Ch.), médecin de Bicêtre. L'instinct sexuel. *Évolution. Dissolution.* 2ᵉ édit. 1902. 1 vol. in-12, cart... 4 fr.

FINGER (Ernest), professeur à l'Université de Vienne. La syphilis et les maladies vénériennes, traduit de l'allemand, avec notes, par les docteurs Doyon, P. et L. Spillmann. 3ᵉ éd., 1909. 1 vol. in-8, avec 8 pl.. 12 fr.

GALEZOWSKI (J.). Le fond de l'œil dans les maladies du système nerveux. 1 vol. in-8, avec 3 pl. en couleurs. 1904.. 5 fr.

GUÉPIN (A.). Le traitement de l'hypertrophie sénile de la prostate. 1 vol. in-12 1904.. 2 fr. 50

HÉRARD, CORNIL et HANOT. La phtisie pulmonaire, étude anatomo-pathologique et clinique. 2ᵉ édit. 1 vol. in-8, avec 65 fig. en noir et en couleurs et 2 planches..... 20 fr.

KOLISCHER, professeur de gynécologie à Chicago Clinical School. Les maladies de l'urèthre et de la vessie chez la femme, traduit de l'allemand par le Dʳ Beuttner. 1900. In-12, avec grav., cart... 4 fr.

LABADIE-LAGRAVE, médecin de la Charité, et LEGUEU, professeur agrégé à la Faculté de médecine de Paris, chirurgien des hôpitaux. Traité médico-chirurgical de gynécologie. 1 vol. gr. in-8, avec 378 grav. dans le texte, cart. à l'angle. 3ᵉ édit., 1904 *(Couronné par l'Académie des sciences et par l'Académie de médecine)*...................... 25 fr.

LAGRANGE (Fernand), lauréat de l'Académie des sciences et de l'Académie de médecine. La médication par l'exercice. 2ᵉ éd., 1904. 1 fort vol. in-8, avec 69 gravures dans le texte et une carte coloriée hors texte.. 12 fr.

— Les Mouvements méthodiques et la « mécanothérapie ». 1899. 1 vol. grand in-8, avec 57 gravures... 10 fr.

— Le traitement des affections du cœur par l'exercice et le mouvement. 1903. 1 vol. in-8, avec fig. et une carte coloriée... 6 fr.

LANDOUZY (L.), Doyen de la Faculté de médec. de Paris, et HEITZ (Dʳ J.). La balnéation carbo-gazeuse *(Spécialisation fonctionnelle des eaux de Royat)*. 1906. In-8....... 2 fr.

LAUMONIER (J.). Les nouveaux traitements. 2ᵉ édit., 1904. 1 vol. in-16, cartonné à l'anglaise .... 4 fr.

LE DANTEC (F.), chargé de cours à la Sorbonne. **Introduction à la pathologie générale.** 1 fort vol. gr. in-8, avec fig. 1906..15 fr.

LEGUEU (Voir plus haut : LABADIE-LAGRAVE).

LÉPINE (R.), professeur de clinique médicale à l'Université de Lyon. **Le diabète sucré.** 1909. 1 vol. gr. in-8..16 fr.

LONDE (Dʳ P.), ancien interne des hôpitaux de Paris. **Essais de médecine préventive.** 1910. 1 vol. in-16, cart. à l'angl.. 4 fr.

— **La médecine préventive du premier âge.** 1911. 1 vol. in-16, cart. à l'angl....... 4 fr.

MACKENSIE (Dʳ J.), membre du Collège royal des médecins. **Les maladies du cœur.** Traduit sur la 2ᵉ édition anglaise par le Dʳ G. FRANÇON, médecin consultant à Aix-les-Bains. Préface du Dʳ H. VAQUEZ, prof., agrégé à la Faculté de Médecine, médecin des hôpitaux de Paris, 1911. 1 vol. gr. in-8 avec 280 fig. dans le texte et hors texte... 15 fr.

MOSSÉ (A.), professeur de clinique médicale à l'Université de Toulouse. **Le diabète et l'alimentation aux pommes de terre.** 1903. 1 vol. grand in-8, avec graphiques..... 5 fr.

RICHET (Ch.), prof. à la Faculté de médecine de Paris. **L'anaphylaxie.** 1911. 1 vol. in-16.. 3 fr. 50

SIMON (P.), professeur à la Faculté de médecine de Nancy. **Manuel de percussion et d'auscultation.** 1895. In-12, cart.. 4 fr.

SPRINGER. **La croissance.** Son rôle en pathologie. Essai de pathologie générale. 1 vol. in-8. 1890.. 6 fr.

UNNA, professeur à l'Université de Vienne. **Thérapeutique des maladies de la peau.** Traduit de l'allemand par les Dʳˢ DOYON et SPILLMANN. 1908. 1 vol. grand in-8... 10 fr.

Revue de Médecine. Directeurs, MM. les Prof. BOUCHARD, CHAUFFARD, CHAUVEAU, LANDOUZY, LÉPINE, PITRES, ROGER et VAILLARD; Rédacteurs en chef, MM. LANDOUZY et LÉPINE; Secrétaire de la rédaction, Dʳ JEAN LÉPINE (v. p. 30).

Maladies nerveuses et mentales.

BERNARD LEROY. **L'illusion de fausse reconnaissance.** 1 vol. in-8. 1898.......... 4 fr.

— **Le langage.** *Essai sur la fonction normale et pathologique de cette fonction.* 1 vol. in-8. 1906.. 5 fr.

BINET. **Les altérations de la personnalité.** 2ᵉ édit. 1902. In-8, cart................. 6 fr.

CAMUS (J.) et PAGNIEZ (Ph.). **Isolement et psychothérapie.** *Traitement de l'hystérie et de la neurasthénie, pratique de la rééducation morale et physique.* Préface de M. le Dʳ DÉJERINE. 1904. Gr. in-8.. 9 fr.

DAREL. **La Folie.** *Ses causes. Sa thérapeutique.* 1 v. in-8. 1901................... 4 fr.

DESCHAMPS (Dʳ A.). **Les Maladies de l'énergie.** Les asthénies générales. *Épuisements, insuffisances, inhibitions* (Clinique-thérapeutique), préface de M. le Prof. RAYMOND. 1 vol. in-8 2ᵉ éd. 1909. (*Couronné par l'Académie de médecine*)................ 8 fr.

DROMARD (Dʳ G.). **La mimique chez les aliénés.** 1909. 1 vol. in-16, cart........... 4 fr.

DROMARD (Dʳ G.) et LEVASSORT (Dʳ J.). **L'amnésie.** 1907. 1 vol. in-16, cart...... 4 fr.

DUBUISSON (P.) et A. VIGOUROUX. **Responsabilité pénale et folie.** 1 vol. in-8°. 1911. 7 fr. 50

DUPOUY (Dʳ R.). **Les Opiomanes.** 1 vol. in-8°. 1911............................. 5 fr.

FÉRÉ (Ch.), médecin de Bicêtre. **Le traitement des aliénés dans les familles.** 1 vol. in-18. 3ᵉ éd., cart. à l'angl.. 4 fr.

— **Les épilepsies et les épileptiques.** 1 vol. gr. in-8, avec 67 gravures et 12 planches hors texte... 20 fr.

— **Pathologie des émotions,** études cliniques et physiologiques. 1 vol. grand in-8, avec figures.. 12 fr.

— **La Famille névropathique.** Théorie tératologique de l'hérédité et de la prédisposition morbides et de la dégénérescence. 1 vol. in-12. 2ᵉ éd., 1898, avec 25 grav. dans le texte, cart. à l'angl.. 4 fr.

— **Dégénérescence et criminalité.** 1 vol. in-12. 4ᵉ éd., 1907................... 2 fr. 50

FLEURY (Maurice de). **Introduction à la médecine de l'esprit.** 1 vol. gr. in-8, avec fig. 9ᵉ éd., 1911 (*Couronné par l'Académie française et par l'Académie des sciences*). 7 fr. 50

— **Les grands symptômes neurasthéniques.** *Pathogénie et traitement.* 10ᵉ éd., 1904. 1 vol. in-8, avec figures.. 7 fr. 50

— **Manuel pour l'étude des maladies du système nerveux.** Gr. in-8, avec 133 grav. en noir et en coul., cart. à l'angl. 1904.. 25 fr.

(*Ces deux ouvrages ont été couronnés par l'Académie de médecine.*)

FRENKEL. **L'Ataxie tabétique.** *Son traitement par la rééducation des mouvements.* Traduit de l'allemand par le Dʳ Van BIERVLIET. Préface du Prof. RAYMOND. 1 fort vol. gr. in-8, av. 132 grav. 1906.. 8 fr.

GRASSET, professeur de la Faculté de médecine de Montpellier. **Les maladies de l'orientation et de l'équilibre.** 1901. 1 vol. in-8, avec grav., cart. à l'angl............... 6 fr.

— **Demifous et demiresponsables.** 1 vol. in-8. 2ᵉ édit., 1908.................... 5 fr.

HARTENBERG (P.). **Les timides et la timidité.** 3ᵉ éd. 1 vol. in-8................. 5 fr.

— **Psychologie des Neurasthéniques.** 2ᵉ édit., 1909. 1 vol. in-16............... 3 fr. 50

— **L'Hystérie et les hystériques.** 1910. 1 vol. in-16........................... 3 fr. 50

ICARD (S.). La femme pendant la période menstruelle, étude de psychologie morbide et de médecine légale. 1 vol. in-8.. 6 fr.

INGEGNIEROS (J.), professeur à l'Université de Buenos-Ayres. Le Langage musical et ses troubles hystériques. 1907. 1 vol. gr. in-8............................ 6 fr.

JANET (Pierre), professeur au Collège de France. L'état mental des hystériques. *Les stig-mates mentaux des hystériques. Les accidents mentaux des hystériques. Études sur divers symptômes hystériques. Le traitement psychologique de l'hystérie.* 2° édition, 1911. 1 vol. gr. in-8 avec gravures.................................... 18 fr.

— et RAYMOND (F.), professeur de la clinique des maladies nerveuses à la Salpêtrière. **Névroses et idées fixes.** — I. *Études expérimentales sur les troubles de la volonté, de l'attention, de la mémoire, sur les émotions, les idées obsédantes et leur traitement,* par P. JANET. 1 vol. gr. in-8, avec 92 fig. 2° édit., 1904.......................... 12 fr.

II. — *Névroses, maladies produites par les émotions, les idées obsédantes et leur traite-ment,* par F. RAYMOND et Pierre JANET. 1 vol. gr. in-8, avec 97 grav. 2° édit., 1908. 14 fr.

(*Ouvrage couronné par l'Académie des sciences et par l'Académie de médecine.*)

— **Les obsessions et la psychasthénie.** I. — *Études cliniques et expérimentales sur les idées obsédantes, les impulsions, les manies mentales, la folie du doute, les tics, les agi-tations, les phobies, les délires du contact, les angoisses, les sentiments d'incomplétude, la neurasthénie, les modifications des sentiments du réel, leur pathogénie et leur traite-ment.* 2° édit., 1908. 1 vol. grand in-8, avec 8 gravures........................ 18 fr.

II. — *États neurasthéniques, aboulies, incomplétude, agitation et angoisses diffuses, algies, phobies, délires du contact, tics, manies mentales, folies du doute, idées obsédantes, impulsions.* 2° édition, 1911. 1 vol. grand in-8, avec 22 gravures................ 14 fr.

LANGE, professeur à l'Université de Copenhague. **Les émotions.** Traduit de l'allem. par G. DUMAS 4° édit., 1911. 1 vol. in-12.................................. 2 fr. 50

LÉVY (P.-E.), **L'Éducation rationnelle de la volonté,** *son emploi thérapeutique.* Préface de M. le Prof. BERNHEIM. 10° édit., 1910. 1 vol. in-12, cart. à l'angl............... 4 fr.

— Neurasthénie et névroses. *Leur guérison définitive en cure libre.* 2° édition, 1910. 1 vol. in-16.. 4 fr.

MAUDSLEY. Le crime et la folie. 1 vol. in-8. 1901, 7° édit. Cart................... 6 fr.

PHILIPSON. L'autonomie et la centralisation dans le système nerveux des animaux. 1906. In-8.. 5 fr.

RAYMOND (Pr F.). Voyez JANET (Pierre) et RAYMOND, ci-dessus.

RODET (P.). Morphinisme et morphinomanie. 1897. 1 vol. in-12, cart. à l'angl. (*Couronné par l'Académie de médecine*)...................................... 4 fr.

ROGUES DE FURSAC (J.), ancien chef de clinique à la Faculté de Médecine de Paris. Manuel de Psychiatrie. 3° édit. revue et augmentée, 1909. 1 vol. in-16, cartonné à l'anglaise.. 4 fr.

SÉRIEUX (P.) et CAPGRAS (J.), médecins en chef des asiles de la Seine. **Les folies rai-sonnantes.** *Le délire d'interprétation.* 1909. 1 vol. in-8........................ 7 fr.

SOLLIER (P.). Genèse et nature de l'hystérie. 2 vol. in-8. 1897.................. 20 fr.

— L'hystérie et son traitement. 1 vol. in-12, cart. 1901........................ 4 fr.

STEWART (Dr PURWES) (de Londres), médecin de l'hôpital de Westminster et de l'hôpital de West End pour les maladies nerveuses. Le diagnostic des maladies nerveuses. Traduc-tion et adaptation française par le Dr G. SCHERB (d'Alger). Préface de M. le Dr HELME. 1910. 1 vol. gr. in-8 avec 208 fig. et diagrammes............................ 15 fr.

Psychologie expérimentale.

BAZAILLAS (A.), prof. de philosophie au lycée Condorcet, docteur ès lettres. **Musique et inconscience.** Introduction à la psychologie de l'inconscient. 1908. 1 vol. in-8...... 5 fr.

BINET (Alfred), directeur du laboratoire de psychologie physiologique à la Sorbonne. La psychologie du raisonnement. *Recherches expérimentales par l'hypnotisme.* 4° édit., 1907. 1 vol. in-18.. 2 fr. 50

— Les Révélations de l'écriture. 1 vol. in-8, avec grav. 1906.................... 5 fr.

CHABRIER (Dr). Les émotions et les états organiques. 1911. 1 vol. in-18....... 2 fr. 50

CRÉPIEUX-JAMIN (J.). L'écriture et le caractère. 5° édit. revue et augmentée, 1909. 1 vol. in-8.. 7 fr. 50

DANVILLE (Gaston). **Psychologie de l'amour.** 5° édit., 1910. 1 vol. in-18........ 2 fr. 50

DUMAS (G.), chargé du cours de psychologie expérimentale à la Sorbonne. **Le Sourire.** *Psychologie et physiologie,* avec figures. 1906. 1 vol. in-16.................... 2 fr. 50

DUPRÉ (Dr E.), agrégé de la Faculté de Paris, médecin des hôpitaux, et NATHAN (Dr M.), Ancien interne des hôpitaux de Paris. Le langage musical. *Étude médico-psychologique.* Préface de Ch. MALHERBE, bibliothécaire de l'Opéra. 1911. 1 vol. in-8.......... 3 fr. 75

EGGER (V.), professeur à la Sorbonne. La parole intérieure. 2° édit., 1904. 1 vol. in-8... 5 fr.

FOUCAULT (M.), professeur à l'Université de Montpellier. Le Rêve (*Recherches et observa-tions*). 1 vol. in-8.. 5 fr.

GLEY (E.), membre de l'Académie de médecine, professeur au Collège de France. Études de psychologie physiologique et pathologique. 1903. 1 vol. in-8............ 5 fr.

GODFERNAUX (A.). **Le sentiment et la pensée et leurs principaux aspects physiologiques.** 2ᵉ édit. 1 vol. in-16. 1905... 2 fr. 50

HOFFDING, professeur à l'université de Copenhague. **Esquisse d'une psychologie fondée sur l'expérience,** trad. POITEVIN, préface de PIERRE JANET. 4ᵉ édit., 1909. 1 vol. in-8... 7 fr. 50

JAMES (William). **La théorie de l'émotion.** Trad. de l'anglais. Introd. par G. DUMAS, prof. à la Sorbonne. 3ᵉ édit., 1910. 1 vol. in-16.................... 2 fr. 50

JANET (Pierre), professeur au Collège de France. **L'automatisme psychologique.** 6ᵉ édit., 1910. 1 vol. in-8... 7 fr. 50

JOFFROY (A.), Professeur à la Faculté de Médecine de Paris, médecin de l'asile Sainte-Anne, et DUPOUY (R.), médecin de l'asile Saint-Yon. **Fugues et vagabondage.** *Étude clinique et psychologique.* Préface de M. le Dr C. DENY, médecin de la Salpêtrière. 1909. 1 vol. in-8.. 7 fr.

KOSTYLEFF (N.). **La crise de la psychologie expérimentale.** 1911. 1 vol. in-16.. 2 fr. 50

MALAPERT (P.). **Les éléments du caractère et leurs lois de combinaison.** 1905. 1 vol. in-8. 2ᵉ édition.. 5 fr.

MOSSO, professeur à l'Université de Turin. **La Peur.** *Étude psychophysiologique.* 4ᵉ édit. revue, 1908. 1 vol. in-18, avec grav................................. 2 fr. 50

— **La fatigue intellectuelle et physique,** traduit de l'italien par P. LANGLOIS. 6ᵉ édit., 1908. 1 vol. in-18, avec grav... 2 fr. 50

NAYRAC (J.-P.). **Physiologie et psychologie de l'attention** (*Ouvrage récompensé par l'Institut*). 1 vol. in-8. 1906.. 3 fr. 75

PHILIPPE (J.), chef des travaux au laboratoire de psychologie physiologique à la Sorbonne. **L'image mentale.** 1903. 1 vol. in-18, avec figures................. 2 fr. 50

PIDERIT. **La mimique et la physiognomonie.** In-8, av. 100 grav. 1888.......... 5 fr.

PROAL (Louis), Conseiller à la Cour de Paris. **L'éducation et le suicide des enfants.** 1907. 1 vol. in-18.. 2 fr. 50

RIBOT (Th.), de l'Institut, directeur de la *Revue philosophique.* **La psychologie de l'attention.** 11ᵉ édit., 1910. 1 vol. in-18.............................. 2 fr. 50

— **L'hérédité psychologique.** 9ᵉ édit., 1910. 1 vol. in-8..................... 7 fr. 50

— **La psychologie des sentiments.** 8ᵉ édit., 1911. 1 vol. in-8................ 7 fr. 50

— **Essai sur les passions.** 3ᵉ édit., 1910. 1 vol. in-8....................... 3 fr. 75

— **Problèmes de psychologie affective.** 1910. 1 vol. in-16................... 2 fr. 50

ROEHRICH (E.). **L'attention spontanée et volontaire.** *Son fonctionnement, ses lois, son emploi dans la vie pratique.* 1907. 1 vol. in-18............................. 2 fr. 50
(*Récompensé par l'Académie des sciences morales et politiques*).

SERMYN (Dr W. C.). **Contribution à l'étude de certaines facultés cérébrales méconnues.** 1911. 1 vol. in-8... 7 fr. 50

SOLLIER (P.). **Le problème de la mémoire.** *Essai de psycho-mécanique.* 1900. 1 vol. in-8... 3 fr. 75

— **Les phénomènes d'autoscopie.** 1903. 1 vol. in-18, avec gravures.......... 2 fr. 50

SOURIAU (P.), prof. à l'Univ. de Nancy. **La suggestion dans l'Art.** 2ᵉ édit., 1909. 1 vol. in-8.. 5 fr.

TARDIEU (Émile). **L'ennui.** *Étude psychologique.* 1903. 1 vol. in-8.......... 5 fr.

TASSY (E.). **Le travail d'idéation.** *Hypothèses sur les réactions centrales dans les phénomènes mentaux.* 1911. 1 vol. in-8.................................... 5 fr.

THOMAS (P.-F.). **La suggestion,** *son rôle dans l'éducation.* 5ᵉ édit., 1910. 1 vol. in-18... 2 fr. 50

WAYNBAUM (Dr J.). — **La physionomie humaine.** Son mécanisme et son rôle social. 1907. 1 vol. in-8.. 5 fr.

WUNDT. **Hypnotisme et suggestion,** traduit de l'allemand par E. KELLER. 4ᵉ édit., 1909, 1 vol. in-18.. 2 fr. 50

WYLM (Dr A.). **La morale sexuelle.** 1907. 1 vol. in-8....................... 5 fr.

Journal de psychologie normale et pathologique, par les professeurs PIERRE JANET et G. DUMAS (Voir page 31).

Psychologie pathologique.

DUPRAT. **L'instabilité mentale,** essai sur les données de la psycho-pathologie. 1 vol. in-8. 1899... 5 fr.

— **Les causes sociales de la folie.** 1900. 1 vol. in-12........................ 2 fr. 50

— **Le Mensonge,** 2ᵉ édit. revue. 1 vol. in-16................................ 2 fr. 50

DURKHEIM (Em.), professeur à la Sorbonne. **Le suicide.** 1 vol. in-8. 1897........ 7 fr. 50

DUGAS et MOUTIER. **La Dépersonnalisation.** 1 vol. in-16. 1911.............. 2 fr. 50

GAUSSEN (Dr Ch.). **La mélancolie présénile.** *Étude psychologique et clinique.* 1911. 1 vol. gr. in-8... 7 fr.

GRASSET (J.), professeur à la Faculté de médecine de Montpellier. **Demifous et demiresponsables.** 2ᵉ édit., 1903. 1 vol. in-8............................ 5 fr.

GURNEY, MYERS et PODMORE. **Les hallucinations télépathiques,** adaptation de l'anglais par L. MARILLIER, avec préface de M. Ch. RICHET. 4ᵉ édit., 1905. 1 vol. in-8... 7 fr. 50

HARTENBERG (Dr). Psychologie des neurasthéniques. 1 vol. in-16. 2e éd., 1909. 3 fr. 50

HESNARD (Dr A.). Les troubles de la personnalité dans les états d'asthénie psychique. *Étude de psychologie clinique.* Préface de M. le Prof. Régis. 1909. 1 vol. gr. in-8. 6 fr.

LAUVRIERE (E.). Edgar Poë. *Sa vie et son œuvre. Étude de psychologie pathologique (Couronné par l'Académie de médecine).* 1 vol. in-8. 1905.................... 10 fr,

MASSELON (R.), médecin adjoint de l'asile de Clermont. La Mélancolie, étude médicale et psychologique. 1906. 1 vol. in-16, cart................................ 4 fr.

MIGNARD (Dr M.), ancien interne des asiles de la Seine. La joie passive. *Étude de psychologie pathologique.* Préface de M. le Dr G. Dumas, professeur adjoint à la Sorbonne. 1910. 1 vol. in-16, cartonné................................ 4 fr.

MORTON PRINCE, prof. de pathologie du système nerveux à l'école de médecine de « Tufts collège », médecin spécialiste des maladies nerveuses aux hôpitaux de Boston. La dissociation d'une personnalité. *Étude biographique de psychologie pathologique,* trad. de l'anglais par R. Ray et J. Ray. 1911. 1 vol. in-8.................... 10 fr.

MURISIER, professeur à l'Université de Neufchâtel. Les maladies du sentiment religieux. 1 vol. in-12, 3e édit., 1909.................................... 2 fr. 50

MYERS. La personnalité humaine. *Sa survivance. Ses manifestations supranormales,* traduit par le Dr Jankélévitch. 3e édit. 1 vol. in-8. 1910.................. 7 fr. 50

NORDAU (Max). Dégénérescence. 2 vol. in-8. 7e édit., 1909.................. 17 fr. 50

PASCAL (Dr C.). médecin des asiles publics d'aliénés. La démence précoce. *Étude psychologique, médicale et médico-légale.* 1911. 1 vol. in-16, cart. à l'angl............. 4 fr.

PHILIPPE et BONCOUR (G.-Paul). Les anomalies mentales chez les écoliers. *Étude médicopédagogique.* 2e édit. (*Couronné par l'Institut*). 1909. 1 vol. in-16............. 2 fr. 50
— L'Éducation des anormaux. *Principes d'éducation physique, intellectuelle, morale.* 1910. 1 vol. in-16.................................... 2 fr. 50

RIBOT (Th.), de l Institut. Les maladies de la mémoire. 22e éd., 1911. 1 vol. in-16... 2 fr. 50
— Les maladies de la volonté. 26e édit., 1910. 1 vol. in-16.................... 2 fr. 50
— Les maladies de la personnalité. 15e édit., 1911. 1 vol. in-16.................. 2 fr. 50

ROGUES DE FURSAC. L'Avarice, *essai de psychologie morbide.* 1 vol. in-16. 1911. 2 fr. 50

SÉRIEUX (P.) et CAPGRAS (J.), médecins en chef des asiles de la Seine. Les folies raisonnantes. *Le délire d'interprétation.* 1907. 1 vol. in-8.................... 7 fr.

SAINT-PAUL (G.), médecin-major de l'armée. Le langage intérieur et les paraphasies (*la fonction endophasique*). 1901. 1 vol. in-8.................... 5 fr.

SOLLIER (P.). Psychologie de l'idiot et de l'imbécile. 2e édit., 1901. 1 vol. in-8, avec planches.................................... 5 fr.

Traité international de psychologie pathologique, publié sous la direction du Dr A. Marie, médecin en chef de l'asile de Villejuif. — Tome I : *Psychopathologie générale,* 1 fort vol. gr. in-8 de xx-1028 pages avec 353 gravures dans le texte.................... 25 fr.
Tome II : *Psychopathologie clinique,* 1 fort vol. gr. in-8 de xxix-1000 pages, avec 351 gravures dans le texte.................................... 25 fr.
(L'ouvrage sera complet en 3 volumes; le tome III paraîtra en décembre 1911.)

VAN BRABANT (W.). Psychologie du vice infantile. 1910. 1 vol. gr. in-8....... 3 fr. 50

Hygiène. — Thérapeutique. — Pharmacie.

BOSSU. Petit compendium médical. Quintessence de pathologie, thérapeutique et médecine usuelle. 6e éd., 1901. 1 vol. in-32, cart. à l'angl.................... 1 fr. 25

BOUCHARDAT (A.) et (G.), membres de l'Académie de médecine. Nouveau Formulaire magistral, 1909, 4e édition, collationnée avec le Codex de 1908, revue et augmentée de formules nouvelles, d'un mémoire thérapeutique et de la *Liste complète des mets permis aux glycosuriques.* 1 vol. in-18, cartonné à l'anglaise.................... 4 fr.

BOUCHARDAT (A.) et DESOUBRY. Nouveau formulaire vétérinaire. 6e édit., conforme au nouveau Codex revue et augmentée. 1904. 1 vol. in-18, cartonné à l'anglaise.... 4 fr.

DELÉARDE (Dr), professeur à la Faculté de Médecine de Lille, chargé du cours de clinique médicale infantile. Guide pratique de puériculture, à l'usage des docteurs en médecine et des sages-femmes. 1910. 1 vol. in-16 avec gravures, cart. à l'anglaise.......... 4 fr.

DEMENŸ (G.), professeur du cours d'éducation de la Ville de Paris et de gymnastique appliquée à l'école de gymnastique militaire de Joinville-le-Pont. Les bases scientifiques de l'éducation physique. 4e édition, 1909, 1 vol. in-8, avec 198 fig. Cart............. 6 fr.
— Mécanisme et éducation des mouvements. 4e édit., 1911. 1 vol. in-8, avec 571 figures, cartonné à l'anglaise.................................... 9 fr.
— PHILIPPE (J) et RACINE. Cours théorique et pratique d'éducation physique. 2e édit. revue et augmentée. 1909. 1 vol. in-8, avec gravures et planches hors texte........ 4 fr.

DUFOUR (L.), pharmacien de 1re classe. Manuel de pharmacie pratique. 2e édit., 1903. 1 vol. in-18.................................... 3 fr. 50

LAGRANGE (F.). L'hygiène de l'exercice chez les enfants et les jeunes gens. 9e éd., 1910. 1 vol. in-12, cartonné à l'angl.................... 4 fr.
— De l'exercice chez les adultes. 7e édit., 1911. 1 volume in-12, cart. à l'angl...... 4 fr.

LAGRANGE (F.) et de GRANDMAISON. La Fatigue et le repos. 1 vol. in-8. 1911... 6 fr.

LAHOR (J.) (Dr Cazalis) et Dr LUCIEN-GRAUX. L'alimentation à bon marché saine et rationnelle. 2e édition. 1909. 1 vol. in-16 (*Récompensé par l'Académie française*), 3 fr. 50

LAUMONIER (J.). Hygiène de l'alimentation dans l'état de santé et de maladie. 1 vol. in-12. 4e édit., entièrement refondue, 1911, cart. à l'angl., avec grav. .... 4 fr.

LEFÉBURE (Ct), ancien comt de l'école de gymnastique militaire belge. Méthode de gymnastique éducative suédoise. 1 vol. in-8, avec gravures et planches. 1906.......... 5 fr.

— L'éducation physique en Suède. Sa diffusion universelle. Nouvelle édition, 1908. 1 vol. gr. in-8.. 6 fr.

MACÉ, professeur à l'École de pharmacie de Rennes. Traité pratique et raisonné de pharmacie galénique. 1 vol. in-8.................................... 6 fr.

Manuel d'hygiène athlétique, à l'usage des lycéens et des jeunes gens des associations athlétiques. 1 broch. in-32, 1895.................................... 50 c.

MOSSO, professeur à l'Université de Turin. L'éducation physique de la jeunesse. 1 vol. in-12, cart. à l'angl. 1895.................................... 4 fr.

— Les exercices physiques et le développement intellectuel. 1904. 1 vol. in-8, cartonné.. 6 fr.

Puériculture et hygiène infantile (*Première série*). Conférences faites sous la présidence de MM. G. Lyon, recteur de l'Académie de Lille et Th. Barrois, professeur à la Faculté de Lille, par MM. Bué, Deléarde, Gaudier, Lambling, Ouï, professeurs à la Faculté de médecine de Lille et V. Dubron, président du Comité du Nord de l'Alliance d'hygiène sociale. 1908. 1 vol. in-16.................................... 2 fr.

— (*Deuxième série*), par MM. Bué, Carrière, Charmeil, Déléarde, Gaudier, Gérard, Lambling, Ouï, Surmont, prof. à la Faculté de médecine de Lille, Calmette et Guérin, de l'Institut Pasteur de Lille. 1911. 1 vol. in-16.................................... 3 fr.

RIBBING, prof. à l'Univ. de Lund (Suède). L'hygiène sexuelle et ses conséquences morales. 4e éd. 1911, in-12, cart.................................... 4 fr.

ROZET (G.). La défense et illustration de la race française. 1911. 1 vol. in-16... 3 fr. 50

TISSIÉ (Th.). La fatigue et l'entraînement physique. 3e édit., 1 vol. in-12, cart. à l'angl., 1908 (*Couronné par l'Acad. de méd.*).................................... 4 fr.

WEBER. Climatothérapie, traduit de l'allemand par MM. les docteurs Doyon et Spillmann. 1 vol. in-8.................................... 6 fr.

YVERT (A.), médecin principal de l'armée, en retraite. Causeries sanitaires. Tome I. *Théorie des germes.* 1903. 1 vol. in-8.................................... 5 fr.
Tome II. *Désinfection.* 1905. 1 vol. in-8.................................... 6 fr.

Pathologie et thérapeutique chirurgicales.

BOURCART, privat-docent à l'Université de Genève, et CAUTRU. Le ventre. *Étude de la cavité abdominale au point de vue du massage.* Tome I. *Le rein.* 1 vol. gr. in-8, avec gr. et pl.................................... 10 fr.
Tome II. *L'estomac et l'intestin.* 1 vol. gr. in-8 avec grav. et pl.............. 12 fr.

Conférence internationale du Cancer (2e). Tenue à Paris du 1er au 5 octobre 1910. Travaux publiés sous la direction de M. le Prof. Pierre Delbet, secrétaire général, et le Dr R. Ledoux-Lebard, secrétaire, de l'Association française pour l'étude du cancer. Rapports présentés, discussions. 1911. 1 vol. gr. in-8 de LXII-803 pages.................... 20 fr.

CORNET. Pratique de la Chirurgie courante. Préface du professeur Ollier. 1 fort vol. in-12, avec 111 grav. 1900. Cart.................................... 4 fr.

CORNIL (V.), membre de l'Académie de médecine, professeur à la Faculté de médecine de Paris. Les tumeurs du sein. 1908. 1 vol. gr. in-8, avec 169 fig. dans le texte...... 12 fr.

DELBET, professeur à la Fac. de méd. de Paris, chirurgien des hôpitaux. Du traitement des anévrysmes. 1 vol. in-8.................................... 5 fr.

DELORME, médecin inspecteur général de l'armée. Traité de chirurgie de guerre. — I. *Histoire de la chirurgie militaire française, plaies par armes à feu des parties molles.* 1 vol. gr. in-8, avec 95 fig. dans le texte et 1 planche hors texte.................. 16 fr.
II. *Lésions des os par les armes de guerre.* — *Blessures des régions.* — *Service de santé en campagne.* 1 fort vol. grand in-8, avec 397 gravures dans le texte........ 26 fr.
(*Ouvrage couronné par l'Académie des sciences*).

DODERLIN (Dr A.), professeur à l'université de Tubingue. — Précis d'opérations obstétricales, traduit par le Dr L. Aubert. 1 vol. in-8, avec 150 figures, cart. 1907...... 5 fr.

DURET (H.), ex-chirurgien des hôpitaux de Paris, professeur de clinique chirurgicale à la Faculté libre de Lille. Les tumeurs de l'encéphale. — *Manifestations et chirurgie.* 1 fort vol. gr. in-8, avec 297 figures. 1905.................................... 20 fr.

ESTOR (L.), professeur à la Faculté de médecine de Montpellier. Guide pratique de chirurgie infantile. 2e édit. revue et augmentée, 1909. 1 vol. in-8, avec 174 gravures.. 8 fr.

HENNEQUIN (Dr J.) et LOEWY (Dr R.). Les Luxations des grandes articulations. Leur traitement pratique. 1908. 1 vol. gr. in-8, avec 125 gravures.................... 16 fr.

JULLIARD (Dr Ch.), Manuel pratique des bandages, pansements et appareils chirurgicaux. Préface de M. le Prof. Terrier. 1907. 1 vol. gr. in-8, avec 200 fig. Prix broché... 6 fr.
cartonné.................................... 7 fr. 50

KOSCHER (Th.). Les fractures de l'humérus et du fémur. 1 vol. gr. in-8, avec 105 figures et 56 planches. 1904............ 15 fr.

LABADIE-LAGRAVE, médecin des hôpitaux de Paris, et LEGUEU, prof. agrégé à la Fac. de méd. de Paris, chirurgien des hôpitaux. Traité médico-chirurgical de gynécologie 1 vol. gr. in-8, avec 387 gravures dans le texte. 3e édit., 1901. Cart. à l'anglaise (*Couronné par l'Académie des sciences et par l'Académie de médecine*)............ 25 fr.

LEGUEU (Félix), professeur agrégé à la Faculté de médecine de Paris, chirurgien des hôpitaux. Leçons de clinique chirurgicale. 1902. 1 vol. grand in-8, avec gravures. 12 fr.
— Traité chirurgical d'Urologie. Préface de M. le prof. GUYON, de l'Institut. 1910. 1 vol. gr. in-8 avec 663 gravures dans le texte et 8 planches en couleurs hors texte, cart. 40 fr.
LEGUEU (voir ci-dessus : LABADIE-LAGRAVE).

NIMIER (H.), médecin principal de l'armée, directeur de l'École de médecine du service de santé militaire. *Chirurgie nerveuse.* Blessures du crâne et de l'encéphale par coup de feu. 1904. 1 vol. gr. in-8, avec 158 grav............ 15 fr.
— et DESPAGNET. Traité élémentaire d'ophtalmologie. 1894. 1 vol. gr. in-8, avec 432 gravures, cart. à l'angl............ 20 fr.
— et LAVAL. Les projectiles des armes de guerre. *Leur action et leurs effets vulnérants.* 1898. 1 vol. in-12, avec gravures............ 3 fr.
— Les explosifs, les poudres, les projectiles d'exercices, *leur action vulnérante.* 1899. 1 vol. in-12, avec gravures............ 3 fr.
— Les armes blanches. *Leur action et leurs effets vulnérants.* 1889. 1 fort vol. in-12, avec gravures............ 6 fr.
(*Ces trois volumes ont été couronnés par l'Académie des sciences.*)
— De l'infection en chirurgie d'armée. *Évolution des blessures de guerre.* 1900. 1 fort vol. in-12, avec gravures............ 6 fr.
— Traitement des blessures de guerre. 1901. 1 fort vol. in-12, avec gravures....... 6 fr.
(*Ces cinq volumes ont été récompensés par l'Académie de médecine. — Prix Laborie.*)

PAQUY (Dr E.), chef de clinique d'accouchements à la Faculté de médecine de Paris. Manuel de pratique obstétricale. 1910. 1 vol. in-16, avec 107 grav., cart. à l'angl......... 4 fr.

REVERDIN (J.-L.), professeur à la Faculté de médecine de Genève. Leçons de chirurgie de guerre. *Des blessures faites par les balles des fusils.* Préface de H. NIMIER, médecin-inspecteur de l'armée française, professeur au Val-de-Grâce. 1910. 1 vol. in-8, avec 7 pl. en phototypie............ 7 fr. 50

TERRIER, prof. à la Faculté de Médecine de Paris. et AUVRAY, prof. agrégé. Chirurgie du foie et des voies biliaires.
TOME I. *Traumatisme du foie et des voies biliaires. — Foie mobile. — Tumeurs du foie et des voies biliaires.* 1901. 1 vol. gr. in-8, avec 50 gravures............ 10 fr.
TOME II. *Échinococcose hydatique commune. — Kystes alvéolaires. — Suppurations hépatiques. — Abcès tuberculeux intra-hépatique. — Abcès de l'actinomycose.* 1907. 1 vol. gr. in-8, avec 47 gravures .... 12 fr.
— GUILLEMAIN, chir. des hôp., et MALHERBE. Chirurgie du cou. 1 vol. in-12 avec 101 grav., cart. à l'angl. 1898............ 4 fr.
— Chirurgie de la face. 1 vol. in-12, av. 214 grav., 1896............ 4 fr.
— et PÉRAIRE. Manuel de petite chirurgie de Jamain. 8e éd., refondue. 1901. 1 vol. gr. in-18, avec 572 fig., cart. à l'angl............ 8 fr.
— Petit manuel d'antisepsie et d'asepsie chirurgicales, 1 vol. in-18, avec 70 grav., cart. à l'angl. 1893............ 3 fr.
— Petit Manuel d'anesthésie chirurgicale. 1 vol. in-18, avec grav., cart. à l'angl. 1893. 3 fr.
— L'opération du trépan. 1 vol. in-12, avec 222 gr., cart. à l'angl. 1895............ 4 fr.
— et E. REYMOND. Chirurgie de la plèvre et du poumon. 1 vol. in-12, avec 67 grav., cart. à l'anglaise 1899 .... 4 fr.
— Chirurgie du cœur et du péricarde. 1 vol. in-12, avec 79 grav. cart. à l'anglaise 1898. 3 fr.

Congrès français de Chirurgie. *Procès-verbaux, mémoires et discussions,* publiés sous la direction de MM. S. POZZI, PICQUÉ et Ch. WALTHER, secrétaires généraux (Chaque session forme un vol. in-8, avec figures).
1re session (1885) : 14 fr. ; 2e session (1886) : 14 fr. ; 3e session (1888) : 14 fr. ; 4e session (1889) : 16 fr. ; 5e session (1891) : 14 fr. ; 6e session (1892) : 16 fr. ; 7e session (1893) : 18 fr. ; 8e à 21e sessions (1894 à 1908) : chacune 20 fr. ; 22e et 23e sessions (1909 et 1910) : chacune 25 fr.

Revue de Chirurgie. Directeurs : MM. les Prof. QUÉNU, PONCET, P. DELBET, P. DUVAL, LEJARS, GROSS, FORGUE, DEMONS, CESTAN ; Rédacteur en chef : M. QUÉNU. (Voir p. 30.)

Anatomie. — Physiologie.

ARLOING, professeur à la Faculté de médecine de Lyon. Les virus. 1 vol. in-8, avec grav., cart............ 6 fr.
BERNSTEIN. Les sens. 1 vol. in-8, avec 91 fig., 5e édit., cart............ 6 fr.
BERT (A.) et PELLANDA. La nomenclature anatomique et ses origines. *Explication des termes anciens employés de nos jours.* 1904. 1 vol. in-8............ 2 fr.
BONNIER (Dr P.). La voix. Sa culture physiologique. Théorie nouvelle de la phonation, 3e édition, 1910. 1 vol. in-16, avec grav............ 3 fr. 50

BOURDEAU (Louis). Le problème de la mort. 1904, 4e édit. In-8.................... 5 fr.
— Le problème de la vie. 1901. 1 vol. in-8..................................... 7 fr. 50
CHARLTON BASTIAN. Le cerveau et la pensée chez l'homme. 2 vol. in-8, avec grav.
cart.. 12 fr.
CHASSEVANT (A.), professeur agrégé à la Faculté de médecine de Paris. Précis de chimie
physiologique. 1905. 1 vol. gr. in-8 avec fig............................... 10 fr.
CORNIL, professeur à la Faculté de médecine de Paris, membre de l'Académie de médecine
RANVIER, de l'Institut, professeur au Collège de France; BRAULT et LETULLE, membres
de l'Académie de Médecine. Manuel d'histologie pathologique. 3e édit. entièrement refondue.
   TOME I. *Généralités. — Inflammations. — Tumeurs. — Bactéries. — Lésions des os,
des tissus, des membranes séreuses,* par MM. RANVIER, CORNIL, BRAULT, F. BEZANÇON,
M. CAZIN. 1 vol. gr. in-8, avec 369 grav. en noir et en couleurs. 1900.......... 25 fr.
   TOME II. *Muscles. — Sang et hématopoïèse. — Cerveau et moelle. — Nerfs,* par
MM. G. DURANTE, J. JOLLY, H. DOMINICI, A. GOMBAULT, PHILIPPE. 1 vol. gr. in-8, avec
grav. en noir et en couleurs, 1902... 25 fr.
   TOME III. *Cerveau. — Centres nerveux inférieurs. — Nerfs. — Cœur, artères et veines.
— Vaisseaux et ganglions lymphatiques. — Rate. — Larynx,* par MM. A. GOMBAULT,
A. RICHE, J. NAGEOTTE, G. DURANTE. R. MARIE, F. BEZANÇON et Th. LEGRY. 1 fort vol. gr.
in-8, avec 388 gravures en noir et en couleurs..................... 35 fr.
   TOME IV, terminant l'ouvrage, paraîtra en décembre 1911.
CORNIL et BABES, professeur à la Faculté de médecine de Bucarest. Les bactéries et leur
rôle dans l'histologie pathologique des maladies-infectieuses. 2 vol. gr. in-8, contenant la
description des méthodes de bactériologie. 3e édit., 1890, avec 385 figures en noir et en
coul. dans le texte, et 10 pl. hors texte.................................. 40 fr.
CYON (E. de). Les nerfs du cœur. *Anatomie et physiologie.* 1 vol. gr. in-8, avec 42 gravures, 1905... 6 fr.
DEBIERRE (Ch.), professeur à la Faculté de médecine de Lille. Traité élémentaire d'anatomie de l'homme (anatomie descriptive et dissection, avec notions d'organogénie et
d'embryologie générale). (*Ouvrage couronné par l'Académie des sciences*).
   TOME I. Manuel de l'amphithéâtre : *Système locomoteur, système vasculaire, nerfs
périphériques.* — TOME II. *Système nerveux central, organes des sens, splanchnologie,
système vasculaire, système nerveux périphérique.* 2 vol. gr. in-8, avec 965 grav. en noir
et en couleurs dans le texte, 1890-91....................................... 40 fr.
On ne vend séparément que le TOME PREMIER seul........................... 20 fr.
— Atlas d'ostéologie, comprenant les articulations des os et les insertions musculaires.
1 vol. in-4, avec 253 grav. en noir et en couleurs, cart., 1895.............. 12 fr.
— Leçons sur le péritoine. 1900. 1 vol. in-8, avec 58 figures................... 4 fr.
— Le cerveau et la moelle épinière. 1 vol. in-8. avec gravures et planches, 1907.. 15 fr.
FAU. Anatomie des formes du corps humain, à l'usage des peintres et des sculpteurs. 1 atlas
in-folio de 25 planches. — Figures noires 15 fr. — Figures coloriées............. 30 fr.
FÉRÉ (Ch.), médecin de Bicêtre. Travail et plaisir. *Études expérim. de psycho-mécanique.*
1904. Gr. in-8, av. 200 fig.. 12 fr.
GELLÉ (E.-M.), membre de la Société de biologie. L'audition et ses organes. 1 vol. in-8,
avec grav., cart. à l'angl. 1899.. 6 fr.
GRASSET (J.). prof. de clinique médicale à l'Université de Montpellier. Introduction
physiologique à l'étude de la philosophie (*Conférence sur la physiologie du système
nerveux de l'homme*). Préface de M. BENOIST; recteur de l'Académie de Montpellier,
2e édition, 1910. 1 vol. in-8, avec 47 fig.................................... 5 fr.
JAVAL (E.), de l'Académie de médecine. Physiologie de la lecture et de l'écriture. 2e édit.,
1906. 1 vol. in-8, avec 96 grav., cart...................................... 6 fr.
LAGRANGE (F.), lauréat de l'Institut. Physiologie des exercices du corps. 1 vol. in-8,
10e édition. 1908, cart. à l'angl... 6 fr.
LE DANTEC (F.), chargé du cours d'embryologie générale à la Sorbonne. Traité de bio-
logie. 2e édit. 1906. Gr. in-8... 15 fr.
— Éléments de philosophie biologique. 2e édit. in-16. 1908.................. 3 fr. 50
— Le déterminisme biologique. 3e édit., 1903, 1 vol. in-18.................. 2 fr. 50
— La stabilité de vie. 1 vol. in-8. 1911. cart................................. 6 fr.
PREYER, professeur à l'Université d'Iéna. Éléments de physiologie générale, traduit de
l'allemand par M. Jules SOURY. 1 vol. in-8................................. 5 fr.
— Physiologie spéciale de l'embryon. In-8, avec fig........................ 7 fr. 50
RICHET (Ch.), professeur a la Faculté de médecine de Paris, membre de l'Académie de
médecine. La chaleur animale. In-8, cart................................... 6 fr.
— Physiologie, travaux du laboratoire du prof. Ch. RICHET.
   Tome I. *Système nerveux, Chaleur animale*........................... (Épuisé.)
   Tome II. *Chimie physiologique, Toxicologie.*......................... (Épuisé.)
   Tome III. *Chloralose, Sérothérapie, etc.* In-8, avec grav. 1894.............. 12 fr.
   Tome IV. *Appareils glandulaires, nerfs et muscles, sérothérapie; chloroforme.* In-8,
avec gravures. 1898.. 12 fr.
   Tome V. *Muscles et nerfs, Épilepsie, Zomothérapie, Réflexes psychiques.* In-8, avec
gravures. 1902... 12 fr.
   Tome VI. *Anaphylaxie, Alimentation, Toxicologie.* In-8. 1909.............. 12 fr.

— **Dictionnaire de physiologie**, publié avec le concours de savants français et étrangèrs. Formera 10 à 12 volumes gr. in-8, se composant chacun de 3 fascicules; chaque volume, 25 fr.; chaque fascicule, 8 fr. 50. 9 volumes parus.

Tome I (*A-Bac*). — Tome II (*Bac-Cer*). — Tome III (*Cer-Cob*). — Tome IV (*Coc-Dig*). — Tome V (*Dig-Fac*). — Tome VI (*Fiam-Gal*). — Tome VII (*Gal-Gra*). — Tome VIII (*Gra-Hys*). — Tome IX (*Ibo-Ins*).

SNELLEN. **Échelle typographique** pour mesurer l'acuité de la vision, 17e éd., 1904.. 4 fr.

Journal de l'anatomie et de la physiologie normale et pathologique de l'homme et des animaux. Directeurs : MM. les Prof. RETTERER et TOURNEUX (v. p. 31.)

Physique. — Chimie.

BERTHELOT, de l'Institut. **La synthèse chimique**. 10e édit., 1 vol. in-8, cart....... 6 fr.
— **La Révolution chimique, Lavoisier**. 1 vol. in-8, 2e éd., cart............. 6 fr.
BLASERNA, prof. à l'Univ. de Rome, et HELMHOLTZ, prof. à l'Univ. de Berlin. **Le son et la musique**. 5e éd. In-8, cart.,............................... 6 fr.
CHASSEVANT (A.), professeur agrégé à la Faculté de médecine de Paris. **Précis de chimie physiologique**. 1905. 1 vol. gr. in-8 avec fig............... 10 fr.
DUPARC (E.) et MONNIER (A.), **Traité de chimie analytique qualitative** suivi de tables systématiques pour l'analyse minérale, 2e édit. revue et augmentée, 1908. 1 vol. gr. in-8. 9 fr.
DUPARC (L.) et BASADONNA (M.). **Manuel théorique et pratique d'analyse volumétrique**. 1910. 1 vol. gr. in-8, avec gravures............................... 8 fr
GOULLIART (A.), prof. de l'Institut électrotechnique de Lille. **Précis d'électricité industrielle**. 1911. 1 vol. in-18, avec 400 gravures........................ 3 fr. 50
GRIMAUX, de l'Institut. **Chimie organique élémentaire**. 8e édit., 1901. 1 vol. in-12, avec figures, cart..................................... 5 fr. 50
— **Chimie inorganique élémentaire**. 8e édit., 1901. 1 vol. in-12, avec figures, cart. 5 fr. 50
ISSAILOVITCH-DUSCIAN (Dr). Privat-docent à la Faculté de Médecine de Genève. **Répertoire pratique de chimie physiologique et pathologique**. 1907. 1 vol. in-16...... 2 fr.
MALMEJAC (F.), pharmacien de l'armée. **L'eau dans l'alimentation**. 1902. 1 vol. in-8, avec figures, cartonné à l'anglaise..................................... 6 fr.
NORMAN LOCKYER. **L'évolution inorganique expliquée par l'analyse spectrale**. 1 vol. in-8, avec figures. Cart. à l'anglaise........................... 6 fr.
PISANI. **Traité pratique d'analyse chimique qualitative et quantitative**, suivi d'un *traité d'Analyse au chalumeau*. 5e éd., 1900. 1 vol. in-12...................... 3 fr. 50
PISANI et DIRVELL. **La chimie du laboratoire**. 1 v. in-12 avec fig. dans le texte, 2e édit. revue. 1893..................................... 4 fr.
REY (A.), prof. à l'Université de Dijon. **La théorie de la physique chez les physiciens contemporains**. 1907. 1 vol. in-8............................ 7 fr. 50
SCHUTZENBERGER, de l'Institut. **Les fermentations**. 1 vol. in-8. 6e édit., 1895. Cart. 6 fr.
STALLO. **La matière et la physique moderne**. Préface de Ch. FRIEDEL, de l'Institut. In-8. 3e éd. Cart..................................... 6 fr.
WURTZ, de l'Institut. **La théorie atomique**. In-8. 9e édit. Cart.................. 6 fr.

Botanique. — Géologie.

BLARINGHEM (L.), chargé de cours à la Sorbonne. **Mutation et traumatismes**. *Étude sur l'évolution des formes végétales*. 1908. 1 vol. gr. in-8, avec planches............ 10 fr.
CANDOLLE (de), correspondant de l'Institut. **L'origine des plantes cultivées**. 1 vol. in-8. 3e édition. Cart.................................... 6 fr.
COOKE et BERKELEY. **Les champignons**, avec 110 figures dans le texte. 1 vol. in-8, 4e édit. Cart..................................... 6 fr.
COSTANTIN (J.), professeur au Muséum d'histoire naturelle. **Les végétaux et les milieux cosmiques**. (Adaptation, évolution). 1 vol. in-8, avec 171 grav., cart. à l'angl. 1898. 6 fr.
— **La nature tropicale**, 1 vol. in-8. avec 166 gravures. Cart................. 6 fr.
— **Le transformisme appliqué à l'agriculture**. In-8. Cart................. 6 fr.
DAUBRÉE, de l'Institut. **Les régions invisibles du globe et des espaces célestes**. In-8, avec 89 fig. 2e éd. Cart..................................... 6 fr.
DE LANESSAN, professeur agrégé à la Faculté de médecine de Paris. **Introduction à la botanique** (*le Sapin*). In-8. Cart.............................. 6 fr.
MEUNIER (Stanislas), professeur au Muséum d'histoire naturelle. **La géologie comparée**. 1 vol. in-8, avec grav. 1895. Cart. à l'angl...................... 6 fr.
— **La géologie expérimentale**. 1 vol. in-8, avec grav. 2e édit., 1904. Cart. à l'angl... 6 fr.
— **La géologie générale**. In-8, avec 36 grav. Cart. à l'angl.............. 6 fr.
VRIÈS (H. de). **Espèces et variétés**. *Leur naissance par mutation*. 1909. 1 vol. in-8. Cart... 12 fr.

Histoire naturelle de l'homme et des animaux.

BELZUNG, professeur agrégé des sciences naturelles au Lycée Charlemagne, docteur ès sciences. **Anatomie et physiologie végétales**. 1900. 1 fort vol. in-8, avec 1 700 gravures dans le texte. (Licence ès sciences)........................ 20 fr.

BOHN (G.), directeur du laboratoire de biologie et psychologie comparée à l'école des Hautes-Études. La nouvelle psychologie animale. 1911. 1 vol. in-16 (*Cour. par l'Institut*) .... 2 fr. 50
GRASSET, professeur à la Faculté de médecine de Montpellier. Les limites de la biologie. 1 vol. in-16. Préface de Paul BOURGET, de l'Académie française. 6e édit., 1909.. 2 fr. 50
HERBERT SPENCER. Principes de biologie. 2 vol. in-8. 6e édit. .... 20 fr.
HUXLEY (Th.), de la Société royale de Londres. L'écrevisse, introduction à l'étude de la zoologie. 1 vol. in-8, avec 89 fig. 2e éd. Cart. .... 6 fr.
LALOY (L.). Parasitisme et mutualisme dans la nature. Préface du prof. A. GIARD, de l'Institut. 1 vol. in-8, avec 80 gravures, cart. à l'anglaise. 1906 .... 6 fr.
LE DANTEC (F.), chargé du cours de biologie générale à la Sorbonne. La crise du transformisme. 2e édition, 1910. 1 vol. in-16 .... 3 fr. 50
— Traité de biologie. 2e éd., 1906. 1 vol. gr. in-8, avec 101 grav. .... 15 fr.
LUBBOCK (Sir John). Les sens et l'instinct chez les animaux, principalement chez les insectes. 1 vol. in-8, avec grav. Cart. .... 6 fr.
PERRIER (Edm.), de l'Institut, directeur du Muséum. La philosophie zoologique avant Darwin. 1 vol. in-8. 3e édit. 1896. Cart. .... 6 fr.
QUATREFAGES (de), de l'Institut. L'espèce humaine. 1 vol. in-8. 15e édit., 1911. Cart. 6 fr.
— Darwin et ses précurseurs français. 2e édit., 1892. In-8, cart. .... 6 fr.
— Les Émules de Darwin, avec préface de MM. PERRIER et HAMY, de l'Institut. 1893, 2 vol. in-8. Cart. .... 12 fr.
ROCHÉ (G.), inspecteur général des Pêches maritimes. La culture des mers en Europe. 1898. 1 vol. in-8, avec 81 grav., cart. à l'angl. .... 6 fr.
SCHMIDT (O.), professeur à l'Université de Strasbourg. Les mammifères dans leurs rapports avec leurs ancêtres géologiques. 1887. 1 vol. in-8, avec 51 fig. Cart. ...... 6 fr.
TAUSSAT (J.). Le monisme et l'animisme. Leur valeur comme hypothèses dans le transformisme. 1 vol. in-16 .... 2 fr. 50
VAN BENEDEN. Les commensaux et les parasites dans le règne animal. 1 vol. in-8, avec figures. 4e édit. Cart. .... 6 fr.

Anthropologie.

BRUNACHE. Le centre de l'Afrique. *Autour du Tchad*. In-8, avec grav. Cart. ...... 6 fr.
CARTAILHAC. La France préhistorique. In-8. 2e édit., avec grav. Cart. .... 6 fr.
COLAJANNI (N.), Latins et Anglo-Saxons. *Races supérieures et races inférieures*. Trad. de l'italien par J. DUBOIS. 1 vol. in-8. Cart. à l'angl. 1906 .... 9 fr.
L'École d'anthropologie de Paris (1876-1906), avec portrait de Paul BROCA. 1 vol. gr. in-8 .... 10 fr.
GROSSE. Les débuts de l'art. 1901. In-8, avec gravures .... 6 fr.
MODESTOV (B.). Introduction à l'histoire romaine. *L'ethnologie préhistorique. Les influences civilisatrices à l'époque préromaine et les commencements de Rome*. Traduit du russe par Michel DELINES, Préface de M. Salomon REINACH, de l'Institut, 1 vol. in-4, avec 39 planches hors-texte et 30 fig. .... 15 fr.
MORIN-JEAN, archéologue. Archéologie de la Gaule et des pays circonvoisins. 1 vol. in-8 avec 73 fig. et 26 pl. hors texte. 1908 .... 6 fr.
MORTILLET (G. de), professeur à l'École d'anthropologie. La formation de la nation française. 2e édit., 1900. 1 vol. in-8, avec 150 grav. et 18 cartes. Cartonné à l'angl. 6 fr.
PIÉTREMENT. Les chevaux dans les temps historiques et préhistoriques. In-8. 6 fr.
TOPINARD. L'homme dans la nature. In-8. Cart. .... 6 fr.
Revue anthropologique (Voir p. 31).

Anthropologie criminelle.

AUBRY (Dr P.). La contagion du meurtre. 3e édit., 1896. 1 vol. in-8 .... 5 fr.
DUPRAT (G.-L.), directeur du laboratoire de psychologie expérimentale d'Aix-en-Provence. La criminalité dans l'adolescence. *Causes et remèdes d'un mal social actuel*. 1 vol. in-8. Cartonné (*Couronné par l'Institut*) .... 6 fr.
FÉRÉ (Ch.). Dégénérescence et criminalité. 4e éd., 1907. 1 v. in-18, avec 21 graphiques. 2 fr. 50
FERRI (Enrico), prof. à l'Université de Rome. La sociologie criminelle. 1906. in-8. 10 fr.
— Les criminels dans l'art et la littérature. 3e édit., 1908. 1 vol. in-16 .... 2 fr. 50
FLEURY (Dr Maurice de). L'Ame du criminel. In-18. 2e édit., 1907 .... 2 fr. 50
GAROFALO, président à la Cour d'appel de Naples. La criminologie. 1 vol. in-8, 5e édit., 1905 .... 7 fr. 50
LASSERRE (E.). Les délinquants passionnels. 1908. 1 vol. in-18 .... 2 fr.
LOMBROSO, professeur à l'Université de Turin. L'homme criminel (criminel-né, fou-moral, épileptique). 2e édit., 1895. 2 vol. in-8, avec atlas .... 36 fr.
— Le crime. *Causes et remèdes*. 2e édit., 1906. 1 vol. in-8. .... 10 fr.
— L'homme de génie. 4e édit., 1909. 1 vol. in-8, avec 15 planches hors texte ...... 10 fr.
— et FERRERO. La femme criminelle et la prostituée. In-8, avec 13 pl. hors texte. 15 fr.
— et LASCHI. Le crime politique et les révolutions. 2 vol. in-8, avec pl. hors texte. 15 fr.

PROAL (Louis), conseiller à la Cour de Paris. **La criminalité politique.** 2ᵉ édition, augmentée d'une préface nouvelle. 1908. 1 vol. in-8 .... 5 fr.
— **Le crime et la peine.** 4ᵉ édit., 1911. 1 vol. in-8 .... 10 fr.
— **Le crime et le suicide passionnels.** 1900. 1 vol. in-8 .... 10 fr.
SIGHELE. **La foule criminelle.** 2ᵉ édit., 1910. 1 vol. in-8 .... 5 fr.
TARDE (G.), de l'Institut. **La criminalité comparée.** 7ᵉ édit., 1910. 1 vol. in-18... 2 fr. 50
TARNOWSKY (Dʳ Pauline). **Les femmes homicides.** 1 fort vol. gr. in-8, avec 40 pl. hors texte et 8 tableaux anthropométriques. 1908.................................... 15 fr.

Hypnotisme et magnétisme. — Sciences occultes.

BINET. **La psychologie du raisonnement**, étude expérimentale par l'hypnotisme. 4ᵉ, édit., 1907. 1 vol. in-18 .... 2 fr. 50
— et FÉRÉ. **Le magnétisme animal.** 5ᵉ éd., 1908. In-8............................ 6 fr.
BOIRAC (E.), recteur de l'Académie de Dijon. **La psychologie inconnue.** Introduction et contribution à l'étude expérimentale des sciences psychiques. 1908. 1 vol. in-8.... 5 fr.
DU POTET. **Traité complet de magnétisme.** 5ᵉ éd. 1 vol. in-8..................... 8 fr.
— **Manuel de l'étudiant magnétiseur.** 8ᵉ édit. In-18............................. 3 fr. 50
— **Le magnétisme opposé à la médecine.** In-8................................. 6 fr.
DURAND DE GROS. **Le Merveilleux scientifique.** Mesmérisme, Braidisme, Farlo-Grimisme. 1894. 1 vol. grand in-8... 6 fr.
— **Les mystères de la suggestion.** 1 br. in-8. 1896........................... 1 fr.
ÉLIPHAS LEVI. **Histoire de la magie**, avec une exposition de ses procédés, de ses rites et de ses mystères. In-8, avec 90 fig. 2ᵉ éd................................... 12 fr.
— **La clef des grands mystères**, suivant Hénoch, Abraham, Hermès Trismégiste et Salomon. Nouvelle édition, avec gravures. 1 vol in-8................................ 12 fr.
— **Dogme et rituel de la haute magie.** 5ᵉ édit., 1910. 2 vol. in-8, avec 24 fig....... 18 fr.
— **La science des esprits**, révélation du dogme secret des cabalistes, esprit occulte des Évangiles, appréciations des doctrines et des phénomènes spirites. Nouvelle édition, 1909. 1 vol. in-8.. 7 fr.
ENCAUSSE (Papus). **L'occultisme et le spiritualisme.** 3ᵉ édit., 1911. 1 vol. in-16. 2 fr. 50
GELEY (G.). **L'être subconscient.** 1 vol. in-12. 3ᵉ éd., 1911..................... 2 fr. 50
HESNARD (Dʳ). **Les troubles de la personnalité dans les états d'asthénie psychique.** Préface de M. le Prof. Régis. 1909. 1 vol. gr. in-8.............................. 6 fr.
JANET (Pierre). **L'automatisme psychologique.** 1 vol. in-8. 6ᵉ édit. 1910........ 7 fr. 50
JASTROW (J.). **La subconscience.** Préface de M. le Dʳ P. Janet. 1908. 1 vol. in-8. 7 fr. 50
LAFONTAINE. **L'art de magnétiser, ou le magnétisme vital au point de vue théorique, pratique et thérapeutique.** 7ᵉ édit. in-8................................... 5 fr.
— **Mémoires d'un magnétiseur.** 2 vol. in-18.................................. 7 fr.
MAXWELL (J.), docteur en médecine, substitut au tribunal de la Seine. **Les phénomènes psychiques.** Recherches, observations, méthodes. Préface du professeur Ch. Richet. 4ᵉ édit., revue 1909. 1 vol. in-8... 5 fr.
MESMER. **Mémoires et aphorismes**, suivis des procédés de d'Eslon. Nouv. édit., avec des notes par J.-J.-A. Ricard. In-18... 2 fr. 50
MYERS. **La personnalité humaine.** *Sa survivance.* 3ᵉ édit. 1910. 1 vol. in-8..... 7 fr. 50
NIZET (A.). **L'Hypnotisme**, étude critique. 1 vol. in-12, 2ᵉ éd................... 2 fr. 50
WUNDT. **Hypnotisme et suggestion.** 4ᵉ éd. 1909. 1 vol. in-18.................. 2 fr. 50

Histoire des sciences.

BOUCHUT, prof. agrégé à la Fac. de méd. de Paris. **Histoire de la médecine et des doctrines médicales.** 2 vol. in-8.. 16 fr.
FIGARD (L.), docteur ès lettres. **Un médecin philosophe au XVIᵉ siècle.** *Jean Fernel.* 1903. 1 vol. in-8... 7 fr. 50
MAINDRON (E.). **L'Académie des sciences.** *Histoire de l'Académie ; fondation de l'Institut national ; Bonaparte, membre de l'Institut.* 1 fort vol. grand in-8, avec 53 gravures dans le texte, portraits, plans, etc., 8 planches hors texte et 2 autographes............ 12 fr.
NICAISE, de l'Académie de médecine. **La grande Chirurgie de Guy de Chauliac**, chirurgien, maître en médecine de l'Université de Montpellier, composée en l'an 1363, *revue et collationnée sur les manuscrits et imprimés latins et français*, avec gravures, notes, une introd. sur le moyen âge, sur la vie et les œuvres de Guy de Chauliac, un glossaire et une table alphab. 1 fort vol. grand in-8. 1891................................. 28 fr.
— **Traité de chirurgie de Henri de Mondeville**, d'après les manuscrits du xivᵉ siècle. 1 vol. grand in-8, avec introd. et notes. 1892....................................... 28 fr.
— **Chirurgie de Pierre Franco de Turriers en Provence**, composée en 1561, avec une introd. historique, une biographie et l'histoire du collège de chirurgie. 1 vol. gr. in-8, avec gravures. 1894.. 20 fr.
PILASTRE. **Malgaigne.** *Sa vie et ses idées.* 1 vol. in-8........................ 5 fr.
TANNERY (P.). **Pour la science hellène**, de Thalès à Empédocle. 1 vol. in-8.... 7 fr. 50

BIBLIOTHÈQUE SCIENTIFIQUE

INTERNATIONALE

(L'astérisque indique les ouvrages adoptés par le ministère de l'Instruction publique).

VOLUMES IN-8, CARTONNÉS A L'ANGLAISE; OUVRAGES A 6, 9 ET 12 FRANCS.

Derniers volumes parus (1910-1911) :

PEARSON. La Grammaire de la Science (*Physique*). 1 vol. in-8. Trad. de l'anglais, par LUCIEN MARCH.. 12 fr.

CYON (E. de). L'oreille. *Organe d'orientation dans le temps et dans l'espace.* 1 vol. in-8 avec 45 grav. dans le texte, 3 planches hors texte et 1 portrait de Flourens........ 6 fr.

ANDRADE (J.), professeur à la Faculté des sciences de Besançon. Le Mouvement. *Mesures de l'étendue et mesures du temps.* 1 vol. in-8, avec 46 fig. dans le texte.. 6 fr.

CUÉNOT (L.), professeur à la Faculté des sciences de Nancy. *La Genèse des espèces animales.* 1 vol. in-8 avec 123 grav. dans le texte.................................... 12 fr.

ROUBINOVITCH (Dr J.), médecin en chef de l'hospice de Bicêtre. *Aliénés et anormaux.* 1 vol. in-8 avec 63 gravures.. 6 fr.

LE DANTEC (F.), chargé de cours à la Sorbonne. La Stabilité de la vie. *Étude énergétique de l'évolution des espèces.* 1 vol. in-8.. 6 fr.

PRÉCÉDEMMENT PUBLIÉS :

ANGOT (A.), directeur du Bureau météorologique. *Les Aurores polaires. 1 vol. in-8, avec figures .... 6 fr.

ARLOING, prof. à l'Ecole de médecine de Lyon. *Les Virus. 1 vol. in-8............ 6 fr.

BAGEHOT. *Lois scientifiques du développement des nations. 1 vol. in-8. 7e éd... 6 fr.

BAIN. *L'Esprit et le Corps. 1 vol. in-8. 6e édition.................................. 6 fr.

— *La Science de l'éducation. 1 vol. in-8. 11e édition............................. 6 fr.

BALFOUR STEWART. *La Conservation de l'énergie, avec fig. 1 vol. in-8. 6e édit.. 6 fr.

BERNSTEIN. *Les Sens. 1 vol. in-8, avec 91 figures. 5e édition.................... 6 fr.

BERTHELOT, de l'Institut. *La Synthèse chimique. 1 vol. in-8. 8e édition........ 6 fr.

— *La Révolution chimique, Lavoisier. 1 vol. in-8. 2e éd....................... 6 fr.

BINET. *Les Altérations de la personnalité. 1 vol. in-8. 2e édition.............. 6 fr.

BINET et FÉRÉ. *Le Magnétisme animal. 1 vol. in-8. 5e édition................... 6 fr.

BLASERNA et HELMHOLTZ. *Le Son et la Musique. 1 vol. in-8. 5e édition....... 6 fr.

BOURDEAU (L.). Histoire de l'habillement et de la parure. 1 vol. in-8............ 6 fr.

BRUNACHE (P.). *Le Centre de l'Afrique. Autour du Tchad. 1 vol. in-8, avec figures.. 6 fr.

CANDOLLE (de). *L'Origine des plantes cultivées. 1 vol. in-8. 4e édition.......... 6 fr.

CARTAILHAC (E.). La France préhistorique, d'après les sépultures et les monuments. 1 vol. in-8, avec 162 figures. 2e édition.. 6 fr.

CHARLTON BASTIAN. *Le Cerveau, organe de la pensée chez l'homme et chez les animaux. 2 vol. in-8, avec figures. 2e édition...................................... 12 fr.

— L'Évolution de la vie. 1 vol. in-8, avec fig. et pl.............................. 6 fr.

COLAJANNI (N.). *Latins et Anglo-Saxons. 1 vol. in-8.............................. 9 fr.

CONSTANTIN (le Capitaine). Le rôle sociologique de la guerre et le sentiment national. Suivi de la traduction de *La guerre, moyen de sélection collective*, par le Dr STEINMETZ. 1 vol in-8.. 6 fr.

COOKE et BERKELEY. *Les Champignons. 1 vol. in-8, avec figures. 4e édition... 6 fr.

COSTANTIN (J.), prof. au Muséum. *Les Végétaux et les Milieux cosmiques (adaptation, évolution). 1 vol. in-8, avec 171 gravures.. 6 fr.

— *La Nature tropicale. 1 vol. in-8, avec gravures.............................. 6 fr.

— *Le Transformisme appliqué à l'agriculture. 1 vol. in-8, avec 105 gravures.. 6 fr.

DAUBRÉE, de l'Institut. Les Régions invisibles du globe et des espaces célestes. 1 vol. in-8, avec 85 fig. dans le texte. 2e édition.............................. 6 fr.

DEMENY (G.). *Les bases scientifiques de l'éducation physique. 1 vol. in-8, avec 198 gravures. 5e édition.. 6 fr.

— Mécanisme et éducation des mouvements. 1 vol. in-8, avec 565 gravures. 2e édit. 9 fr.

DEMOOR, MASSART et VANDERVELDE. *L'évolution régressive en biologie et en sociologie. 1 vol. in-8, avec gravures.. 6 fr.

DRAPER. Les Conflits de la science et de la religion. 1 vol. in-8. 12e édition....... 6 fr.

DUMONT (L.). *Théorie scientifique de la sensibilité. 1 vol. in-8. 4e édition....... 6 fr.

GELLÉ (E.-M.). *L'audition et ses organes. 1 vol. in-8, avec gravures............ 6 fr.
GRASSET (J.), prof. à la Faculté de médecine de Montpellier. — Les Maladies de l'orientation et de l'équilibre. 1 vol. in-8, avec gravures.................. 6 fr.
GROSSE (E.). *Les débuts de l'art. 1 vol. in-8, avec gravures.....:........... 6 fr.
GUIGNET et GARNIER. * La Céramique ancienne et moderne. 1 vol. in-8, avec gravures........................ 6 fr.
HERBERT SPENCER. * Les Bases de la morale évolutionniste. 1 vol. in-8. 6e édit... 6 fr.
— *La Science sociale. 1 vol. in-8. 14e édition................ 6 fr.
HUXLEY. * L'Écrevisse, introduction à l'étude de la Zoologie. 1 vol. in-8, avec figures. 2e édition................ 6 fr.
JACCARD, professeur à l'Académie de Neuchâtel (Suisse). *Le pétrole, le bitume et l'asphalte au point de vue géologique. 1 vol. in-8, avec figures................ 6 fr.
JAVAL (E.), de l'Académie de médecine. * Physiologie de la lecture et de l'écriture. 1 vol. in-8, avec 96 gravures. 2e édition................ 6 fr.
LAGRANGE (F.). *Physiologie des exercices du corps. 1 vol. in-8. 10e édition... 6 fr.
LALOY (L.). *Parasitisme et mutualisme dans la nature. Préface du Prof. A. GIARD, de l'Institut. 1 vol. in-8, avec 82 gravures.................. 6 fr.
LANESSAN (DE). *Introduction à l'Étude de la botanique (le Sapin). 1 vol. in-8. 2e édition, avec 143 figures................ 6 fr.
— *Principes de colonisation. 1 vol. in-8.................. 6 fr.
LE DANTEC, chargé de cours à la Sorbonne. * Théorie nouvelle de la vie. 4e édit. 1 vol. in-8, avec figures................ 6 fr.
— L'évolution individuelle et l'hérédité. 1 vol. in-8................ 6 fr.
— Les lois naturelles. 1 vol. in-8, avec gravures................ 6 fr.
LOEB, professeur à l'Université Berkeley. * La dynamique des phénomènes de la vie. Traduit de l'allemand par MM. DAUDIN et SCHAEFFER, agrégés de l'Université, préface de M. le prof. A. GIARD, de l'Institut. 1 vol. in-8 avec fig.................. 9 fr.
LUBBOCK (SIR JOHN). * Les Sens et l'instinct chez les animaux, principalement chez les insectes. 1 vol. in-8, avec 150 figures.................. 6 fr.
MALMEJAC (F.). L'eau dans l'alimentation. 1 vol. in-8, avec fig.................. 6 fr.
MAUDSLEY. * Le Crime et la Folie. 1 vol. in-8. 7e édition................ 6 fr.
MEUNIER (Stan.), professeur au Muséum. — *La Géologie comparée. 1 vol. in-8, avec gravures. 2e édition................ 6 fr.
— *La Géologie générale. 1 vol. in-8, avec gravures. 2e édit................ 6 fr.
— *La Géologie expérimentale. 1 vol. in-8, avec gravures. 2e édit................ 6 fr
MEYER (de). *Les Organes de la parole et leur emploi pour la formation des sons du langage. 1 vol. in-8, avec 51 gravures.................. 6 fr.
MORTILLET (G. de). * Formation de la Nation française. 2e édit. 1 vol. in-8, avec 150 gravures et 18 cartes................ 6 fr.
MOSSO (A.), professeur à l'Univ. de Turin. * Les exercices physiques et le développement intellectuel. 1 vol. in-8................ 6 fr.
NIEWENGLOWSKI (H.). * La photographie et la photochimie. 1 vol. in-8, avec gravures et une planche hors texte.................. 6 fr.
NORMAN LOCKYER. * L'Évolution inorganique. 1 vol. in-8 avec gravures....... 6 fr.
PERRIER (Edm.), de l'Institut. La Philosophie zoologique avant Darwin. 1 vol. in-8. 3e édition.................. 6 fr.
PETTIGREW. *La Locomotion chez les animaux, marche, natation et vol. 1 vol. in-8, avec figures. 2e édition................ 6 fr.
QUATREFAGES (DE), de l'Institut. * L'Espèce humaine. 1 vol. in-8. 15e édit........ 6 fr.
— *Darwin et ses précurseurs français. 1 vol. in-8. 2e édit. refondue....... 6 fr.
— *Les Émules de Darwin. 2 vol. in-8, avec préfaces de MM. Ed. PERRIER et HAMY. 12 fr.
RICHET (Ch.), professeur à la Faculté de médecine de Paris. La Chaleur animale. 1 vol. in-8, avec figures................ 6 fr.
ROCHÉ (G.). *La Culture des Mers (piscifacture, pisciculture, ostréiculture). 1 vol. in-8, avec 81 gravures.................. 6 fr.
SCHMIDT (O.). * Les Mammifères dans leurs rapports avec leurs ancêtres géologiques. 1 vol. in-8, avec 51 figures.................. 6 fr.
SCHUTZENBERGER, de l'Institut. * Les Fermentations. 1 vol. in-8. 6e édition.... 6 fr.
SECCHI (le Père). * Les Étoiles. 2 vol. in-8, avec fig. et pl. 3e édition........... 12 fr.
STALLO. *La Matière et la Physique moderne. 1 vol. in-8. 3e édition.............. 6 fr.
STARCKE. * La Famille primitive. 1 vol. in-8..................... 6 fr.
THURSTON (R.). *Histoire de la machine à vapeur, 2 vol. in-8, avec 140 figures et 16 planches hors texte. 3e édition.................. 12 fr.
TOPINARD. L'Homme dans la Nature. 1 vol. in-8, avec figures.................. 6 fr.
VAN BENEDEN. * Les Commensaux et les Parasites dans le règne animal. 1 vol. in-8, avec figures. 4e édition.................. 6 fr.
VRIES (Hugo de). Espèces et Variétés, trad. de l'allemand par L. BLARINGHEM, chargé d'un cours à la Sorbonne, avec préface. 1 vol. in-8.................. 12 fr.
WHITNEY. * La Vie du Langage. 1 vol. in-8. 4e édition..................... 6 fr.
WURTZ, de l'Institut. * La Théorie atomique. 1 vol. in-8, 10e édition............. 6 fr.

LISTE PAR ORDRE DE MATIÈRES

DES VOLUMES

DE LA BIBLIOTHÈQUE SCIENTIFIQUE

INTERNATIONALE

Volumes in-8, cartonnés à l'anglaise à 6, 9 et 12 francs.

SCIENCES SOCIALES

* Introd. à la science sociale, par Herbert Spencer. 1 vol. in-8. 14e éd.............. 6 fr.
* Les Bases de la morale évolutionniste, par Herbert Spencer. 1 vol. in-8. 6e édit.. 6 fr.
Les Conflits de la science et de la religion, par Draper, professeur à l'Université de New-York. 1 vol. in-8. 12e édit... 6 fr.
* Le Crime et la Folie, par H. Maudsley, professeur de médecine légale à l'Université de Londres. 1 vol. in-8. 7e édit... 6 fr.
* La Science de l'éducation, par Alex. Bain, professeur à l'Université d'Aberdeen (Écosse). 1 vol. in-8. 11e édit... 6 fr.
* Lois scientifiques du développement des nations, par W. Bagehot. 1 vol. in-8. 7e édit. 6 fr.
* Histoire de l'habillement et de la parure, par L. Bourdeau. 1 vol. in-8.............. 6 fr.
* La Vie du langage, par D. Whitney, professeur de philologie comparée à Yale-College de Boston (États-Unis). 1 vol. in-8. 3e édit.................................. 6 fr.
* La Famille primitive, par J. Starcke, prof. à l'Univ. de Copenhague. 1 vol. in-8.... 6 fr.
* Principes de colonisation, par J.-L. de Lanessan, prof. agrégé à la Faculté de médecine de Paris, ancien gouverneur de l'Indo-Chine. 1 vol. in-8............................ 6 fr.
Le rôle sociologique de la guerre, par le capitaine Constantin, suivi de la traduction de *La Guerre, moyen de sélection collective*, par le prof. Steinmetz. 1 vol. in-8...... 6 fr.

PHYSIOLOGIE

* La Locomotion chez les animaux (marche, natation et vol), par J.-B. Pettigrew, professeur au Collège royal de chirurgie d'Édimbourg (Écosse). 1 vol. in-8, avec 140 figures dans le texte. 2e édit.. 6 fr.
L'oreille. *Organe d'orientation dans le temps et dans l'espace*, par E. de Cyon. 1 vol. in-8, avec 45 fig. dans le texte, 3 pl. hors texte et 1 portrait de Flourens.............. 6 fr.
* Les Sens, par Bernstein, professeur de physiologie à l'Université de Halle (Prusse). 1 vol. in-8, avec 91 figures dans le texte. 4e édit...................................... 6 fr.
* Les Organes de la parole, par H. de Meyer, professeur à l'Université de Zurich, traduit de l'allemand et précédé d'une introduction sur l'*Enseignement de la parole aux sourds-muets*, par O. Claveau, inspecteur général des établissements de bienfaisance. 1 vol. in-8, avec 51 grav.. 6 fr.
* Physiologie des exercices du corps, par le docteur F. Lagrange. 1 vol. in-8. 10e édit. (Ouvrage couronné par l'Institut)... 6 fr.
La Chaleur animale, par Ch. Richet, professeur de physiologie à la Faculté de médecine de Paris. 1 vol. in-8, avec figures dans le texte.................................... 6 fr.
* Les Virus, par M. Arloing, professeur à la Faculté de médecine de Lyon, directeur de l'École vétérinaire. 1 vol. in-8, avec fig....................................... 6 fr.
* Théorie nouvelle de la vie, par F. Le Dantec, chargé du cours d'embryologie générale à la Sorbonne. 4e édit. Revue. 1 vol. in-8, avec figures............................ 6 fr.
L'évolution individuelle et l'hérédité, par *le même*. 1 vol. in-8...................... 6 fr.
L'évolution de la vie, par Charlton Bastian, professeur à University Collège de Londres, traduction et avant-propos par H. de Varigny, docteur ès sciences naturelles, avec la collaboration de Mlle G. de Varigny. 1 vol. in-8, avec 12 fig. dans le texte et 12 planches hors texte.. 6 fr.
La stabilité de la vie. *Étude énergétique de l'évolution des espèces*, par F. Le Dantec, chargé de Cours à la Sorbonne. 1 vol. in-8................................... 6 fr.
Aliénés et anormaux, par le Dr J. Roubinovitch, médecin en chef de l'hospice de Bicêtre. 1 vol. in-8, avec gravures... 6 fr.
* L'audition et ses organes, par le Dr E.-M. Gellé, membre de la Société de biologie. 1 vol. in-8, avec grav... 6 fr.
* Les bases scientifiques de l'éducation physique, par G. Demeny, chargé du cours d'éducation physique de la Ville de Paris. 1 vol. in-8, avec 196 grav. 4e édit.......... 6 fr.

Mécanisme et éducation des mouvements, par *le même.* 1 vol. in-8, avec 565 gravures, 3° édit. Revue et augmentée... 9 fr.

* Les exercices physiques et le développement intellectuel, par A. Mosso, professeur à l'Université de Turin. 1 vol. in-8.. 6 fr.

* Physiologie de la lecture et de l'écriture, par le Dr E. Javal, membre de l'Académie de médecine. 1 vol. in-8, avec gravures. 2° édit.................................... 6 fr.

PHILOSOPHIE SCIENTIFIQUE

* Le Cerveau et la Pensée chez l'homme et les animaux, par Charlton Bastian, prof. à l'Univ. de Londres. 2 vol. in-8, avec 184 fig. 2° édit.............................. 12 fr.

Les Maladies de l'orientation et de l'équilibre, par J. Grasset, professeur à la Faculté de médecine de Montpellier. 1 vol. in-8, avec gravures.............................. 6 fr.

* Le Crime et la Folie, par H. Maudsley, prof. à l'Univ. de Londres. In-8, 6° éd...., 6 fr.

* L'Esprit et le Corps, considérés au point de vue de leurs relations, suivi d'études sur les *Erreurs généralement répandues au sujet de l'esprit,* par Alex. Bain, prof. à l'Université d'Aberdeen (Écosse). 1 vol. in-8. 6° éd... 6 fr.

* Théorie scientifique de la sensibilité : *le Plaisir et la Douleur,* par Léon Dumont. 1 vol. in-8. 3° édit.. 6 fr.

* La Matière et la Physique moderne, par Stallo, précédé d'une préface par M. Ch. Friedel, de l'Institut. 1 vol. in-8. 2° édit.. 6 fr.

Le Magnétisme animal, par Alf. Binet et Ch. Féré. 1 vol. in-8. 5° édit............. 6 fr.

* L'Évolution régressive en biologie et en sociologie, par Demoor, Massart et Vandervelde, prof. des Univ. de Bruxelles. 1 vol. in-8, avec grav...................... 6 fr.

* Les Altérations de la personnalité, par Alf. Binet, directeur du laboratoire de psychologie à la Sorbonne. In-8, avec gravures.. 6 fr.

Les lois naturelles, *réflexions d'un biologiste sur les sciences,* par F. Le Dantec, chargé de cours à la Sorbonne. 1 vol. in-8, avec gravures.................................... 6 fr.

La dynamique des phénomènes de la vie, par le P^r Lœb. Traduit de l'allemand par MM. Daudin et Schæffer. 1 vol. in-8, avec gravures........................... 9 fr.

ANTHROPOLOGIE

* L'Espèce humaine, par A. de Quatrefages, de l'Institut. 1 vol. in-8. 15° édit...... 6 fr.

* Ch. Darwin et ses précurseurs français, par *le même.* 1 vol. in-8. 2° édition........ 6 fr.

* Les Émules de Darwin, par *le même,* avec une préface de M. Edm. Perrier, de l'Institut, et une notice sur la vie et les travaux de l'auteur par E.-T. Hamy, de l'Institut. 2 vol. in-8... 12 fr.

Latins et Anglo-Saxons. *Races supérieures et races inférieures,* par N. Colajani, prof. à l'Université de Naples. Trad. de l'italien par J. Dubois, agrégé de l'Université. 1 vol in-8... 9 fr.

La France préhistorique, par E. Cartailhac. In-8, avec 150 grav. 2° édit............ 6 fr.

* L'Homme dans la Nature, par Topinard. 1 vol. in-8, avec 101 grav............... 6 fr.

* Le centre de l'Afrique. Autour du Tchad, par P. Brunache, administrateur à Aïn-Fezza (Algérie). 1 vol. in-8, avec gravures... 6 fr.

* Formation de la Nation française, par G. de Mortillet, professeur à l'École d'anhtropologie. In-8, avec 150 grav. et 18 cartes. 2° édit............................... 6 fr.

ZOOLOGIE

La genèse des espèces animales, par L. Cuénot, professeur à la Faculté des sciences de Nancy. 1 vol. in-8, avec 123 fig. dans le texte...................................... 12 fr.

* Les Mammifères dans leurs rapports avec leurs ancêtres géologiques, par O. Schmidt, professeur à l'Université de Strasbourg. 1 vol. in-8, avec 51 figures dans le texte... 6 fr.

* Les Sens et l'instinct chez les animaux, et principalement chez les insectes, par Sir John Lubbock. 1 vol. in-8, avec grav.. 6 fr.

* L'Écrevisse, introduction à l'étude de la zoologie, par Th.-H. Huxley, membre de la Société royale de Londres. 1 vol. in-8, avec 82 grav............................... 6 fr.

* Les Commensaux et les Parasites dans le règne animal, par P.-J. Van Beneden, professeur à l'Université de Louvain (Belgique). 1 vol. in-8, avec 82 figures dans le texte. 3° édit... 6 fr.

* La Philosophie zoologique avant Darwin, par Edm. Perrier, de l'Institut, directeur du Muséum. 1 vol. in-8. 2° édit.. 6 fr.

* La Culture des mers en Europe (Pisciculture, piscifacture, ostréiculture), par G. Roché, insp. gén. des pêches maritimes. In-8, avec 81 grav.............................. 6 fr.

* Parasitisme et mutualisme dans la nature, par le Dr Laloy, bibliothécaire de l'Académie de médecine, préface de M. le professeur A. Giard, de l'Institut. 1 vol. in-8, avec 82 gravures... 6 fr.

BOTANIQUE

* **Les Champignons**, par Cooke et Berkeley. 1 vol. in-8, avec 110 fig. 4e éd......... 6 fr.

* **L'Origine des plantes cultivées**, par A. de Candolle. 1 vol. in-8. 4e édit.......... 6 fr.

* **Introduction à l'étude de la botanique** (*le Sapin*), par J.-L. de Lanessan, professeur agrégé à la Faculté de médecine de Paris. 1 vol. in-8. 2e édit., avec figures dans le texte................. 6 fr.

Espèces et Variétés. Leur naissance par mutation, par H. de Vriès, traduit de l'anglais par L. Blaringhem, docteur ès sciences, chargé d'un cours de biologie agricole à la Sorbonne. 1 vol. in-8................. 12 fr.

* **Les Végétaux et les milieux cosmiques** (adaptation, évolution), par J. Costantin, professeur au Muséum. 1 vol. in-8, avec 171 figures................. 6 fr.

* **La Nature tropicale**, par *le même*. 1 vol. in-8, avec fig................. 6 fr.

* **Le transformisme appliqué à l'agriculture**, par *le même*. 1 vol. in-8, avec 105 grav. 6 fr.

GÉOLOGIE

* **Les Régions invisibles du globe et des espaces célestes**, par A. Daubrée, de l'Institut. 1 vol. in-8, 2e édit., avec 89 gravures................. 6 fr.

* **Le Pétrole, le Bitume et l'Asphalte**, par M. Jaccard, professeur à l'Académie de Neuchâtel (Suisse). 1 vol. in-8, avec figures................. 6 fr.

* **La Géologie comparée**, par Stanislas Meunier, professeur au Muséum. 1 vol. in-8, avec figures................. 6 fr.

* **La Géologie expérimentale**, par *le même*. 1 vol. in-8, avec fig................. 6 fr.

* **La Géologie générale**, par *le même*. 2e édit. In-8, avec grav................. 6 fr

CHIMIE

* **Les Fermentations**, par P. Schutzenberger, de l'Institut. In-8. 6e éd................. 6 fr.

* **La Synthèse chimique**, par M. Berthelot, secrétaire perpétuel de l'Académie des sciences. 1 vol. in-8. 8e édit................. 6 fr.

* **La Théorie atomique**, par Ad. Wurtz, membre de l'Institut. 1 vol. in-8. 9e édit., précédée d'une introduction sur *la Vie et les Travaux* de l'auteur, par M. Ch. Friedel, de l'Institut................. 6 fr.

* **La Révolution chimique** (*Lavoisier*), par M. Berthelot. 1 vol. in-8. 2e éd......... 6 fr.

* **La Photographie et la Photochimie**, par H. Niewenglowski. 1 vol. avec gravures et une planche hors texte................. 6 fr.

* **L'eau dans l'alimentation**, par F. Malméjac, docteur en pharmacie, pharmacien-major de l'armée. 1 vol. in-8, avec grav................. 6 fr.

ASTRONOMIE — MÉCANIQUE

* **Histoire de la Machine à vapeur, de la Locomotive et des Bateaux à vapeur**, par R. Thurston, professeur à l'Institut technique de Hoboken (New-York). 2 vol. in-8, avec 160 fig. et 16 pl. hors texte. 3e édit................. 12 fr.

* **Les Étoiles** par le P. A. Secchi, directeur de l'observatoire du Collège romain. 2 vol. in-8, avec 68 figures et 16 planches. 2e édit................. 12 fr.

* **Les Aurores polaires**, par A. Angot, directeur du Bureau central météorologique de France. 1 vol. in-8, avec figures................. 6 fr.

PHYSIQUE

La Conservation de l'énergie, par Balfour Stewart, prof. de physique au collège Owens de Manchester (Angleterre). 1 vol. in-8, avec fig. 6e édit................. 6 fr.

Le mouvement. *Mesures de l'étendue et mesures du temps*, par J. Andrade, professeur à la Faculté des sciences de Besançon. 1 vol. in-8, avec 46 figures................. 6 fr.

* **La Matière et la Physique moderne**, par Stallo, précédé d'une préface par Ch. Friedel, membre de l'Institut. 1 vol. in-8. 3e édit................. 6 fr.

* **L'Évolution inorganique étudiée par l'analyse spectrale**, par Norman Lockyer, 1 vol. in-8, avec gravures................. 6 fr.

La Grammaire de la science (*physique*). par M. Pearson, traduit de l'anglais par Lucien March. 1 vol. in-8, avec grav................. 12 fr.

THÉORIE DES BEAUX-ARTS

* **Les Débuts de l'art**, par E. Grosse, professeur à l'Université de Fribourg. Préface de Marillier. 1 vol. in-8, avec gravures................. 6 fr.

* **Le Son et la Musique**, par P. Blaserna, prof. à l'Univ. de Rome, suivi d'une étude sur le même sujet, par Helmholtz. 1 vol. in-8, avec 41 fig. 5e éd................. 6 fr.

* **La Céramique ancienne et moderne**, par MM. Guignet, directeur des teintures à la Manufacture des Gobelins, et Garnier, directeur du Musée de la Manufacture de Sèvres. 1 vol. in-8, avec grav................. 6 fr.

Histoire de l'habillement et de la parure, par L. Bourdeau. 1 vol. in-8............. 6 fr.

LIVRES SCIENTIFIQUES
(par ordre alphabétique de noms d'auteurs)
NON CLASSÉS DANS LES SÉRIES PRÉCÉDENTES
(MÉDECINE-SCIENCES)

Récemment parus (1910-1911) :

BOECKEL (J.), chirurgien de l'hôpital civil de Strasbourg et BOECKEL (A.). Des fractures du rachis cervical sans symptômes médullaires. 1911. 1 vol. in-8, avec 20 pl. hors texte 8 fr.

DEBRÉ (Dr R.), Recherches épidémiologiques, cliniques ét thérapeutiques sur la méningite cérébro-spinale. 1911. 1 vol. gr. in-8..................................... 4 fr.

HERPIN (Dr A.). Évolution de l'os maxillaire inférieur. 1907. Broch. gr. in-8..... 5 fr.

HOCHREÜTINER (B. P. G.), docteur-ès sciences. La philosophie d'un naturaliste. *Essai de synthèse du monisme mécaniste.* 1911. 1 vol. in-8,.................. 7 fr. 50

JAËLL (Mme Marie). Un nouvel état de conscience. *La coloration des sensations tactiles.* 1910. 1 vol. in-8, avec 33 planches.................. 4 fr.

LABBÉ (H.), docteur ès sciences. Contribution à l'étude du métabolisme des composés ammoni caux. 1910. 1 vol. gr. in-8.................. 4 fr.

— Le métabolisme d'un chien partiellement dépancréaté. 1911. 1 vol. gr. in-8...... 4 fr.

LAVOLLÉ (R.). docteur ès lettres. Les fléaux nationaux. *Dépopulation. Pornographie. Alcoolisme. Affaissement moral.* 1903. 1 v. in-16.................. 3 fr. 50

NATHAN (Dr M.). La cellule de Kuppfer (cellule endothéliale de capilaires veineux du foie). *Ses réactions expérimentales et pathologiques.* 1908. 1 vol. gr. in-8, avec pl...... 5 fr.

ROSENTHAL (G.). L'aérobisation des microbes anaérobies. 1908. 1 vol. gr. in-8... 5 fr.

SÉE (Dr P.). Les diastases oxydantes et réductrices des champignons. 1910. Brochure gr. in-8.................. 2 fr.

Précédemment publiés :

Agronomie coloniale. (*Première réunion internationale d'*). *Compte rendu des séances et résumé des travaux.* Paris. 1906. In-8.................. 10 fr.

ALEZAIS. Études anatomiques sur le cobaye. 1903. 1 vol. gr. in-8, avec figures.... 8 fr.

ANTHEAUME (A.). De la toxicité des alcools. In-8. 1897.................. 3 fr. 50

AXENFELD et HUCHARD. Traité des névroses. 2e édition. 1 fort vol. in-8. 1882.. 20 fr.

BALFOUR STEWART et TAIT. L'Univers invisible. 1 vol in-8.................. 7 fr.

BARTELS. Les maladies des reins, 1 vol. in-8, avec fig.................. 7 fr. 50

BEAUREGARD (H.). Les insectes vésicants. 1 vol. gr. in-8, avec 34 pl. et 44 grav... 25 fr.

BELZUNG. Recherches sur l'ergot de seigle. In-8.................. 1 fr. 50

BÉRAUD (B.-J.). Atlas complet d'anatomie chirurgicale topographique, 109 planches sur acier, avec texte. In-4. Prix : fig. noires, relié. 60 fr. — Fig. color. relié :.... 120 fr.

BERNARD (Claude), de l'Institut. Les propriétés des tissus vivants. In-8........ 2 fr. 50

BERTRAND (C.-Eg.), professeur à la Faculté des sciences de Lille. Remarques, sur le Lepidodendron Hartcourtti de Wittham. 1 vol. in-8 avec planches.................. 10 fr.

BOECKEL (Jules). Sur les kystes hydatiques du rein. In-8.................. 2 fr.

— Des kystes du pancréas. In-8. 1891.................. 3 fr.

— Considérations sur la résection du genou. In-8. 1892.................. 1 fr. 25

— De l'ablation de l'estomac. 1903. 1 vol. in-8, avec planches.................. 3 fr. 50

BOREL (V.). Nervosisme et neurasthénie. 1894. 1 vol. in-8.................. 3 fr.

BOUCHARDAT (A.). De la glycosurie ou diabète sucré, son traitement hygiénique. 2e édition. 1 vol. grand in-8.................. 15 fr.

— Traité d'hygiène publique et privée. 3e édition. 1 fort vol. grand in-8.......... 18 fr.

BOURDEAU (Louis). Théorie des sciences. 2 vol. in-8.................. 20 fr.

— La conquête du monde animal. In-8.................. 5 fr.

— La conquête du monde végétal. In-8.................. 5 fr.

BOURDET (Eug.). Des maladies du caractère. In-8.................. 5 fr.

— Principes d'éducation positive. In-18.................. 3 fr. 50

CHAUVEL, de l'Académie de médecine. Études ophtalmologiques. 1 vol. in-8. 1896.. 5 fr.

CORNIL (V.). Découvertes de Pasteur et leurs applications à l'anatomie et à l'histologie pathologique. In-8.................. 1 fr.

— Des différentes espèces de néphrites. In-8.................. 3 fr. 50

— Leçons d'anatomie pathologique. 1884. 1 vol. in-8.................. 4 fr.

COURMONT (Fr.). Le cervelet et ses fonctions. 1 vol. in-8.................. 12 fr.

DALLEMAGNE (J.). Dégénérés et déséquilibrés. In-8.................. 12 fr.

DAVID. Les microbes de la bouche. in-8, 113 grav., lettre-préface de M. Pasteur. 10 fr.

DE BOVIS. Le cancer du gros intestin, *rectum excepté.* 1901. 1 vol. in-8.......... 5 fr.

DEGA (Mlle G.). Essai sur la cure préventive de l'hystérie féminine par l'éducation. 1 vol. in-8. 1898.................. 3 fr.

DÉJERINE (le Prof.). Sur l'atrophie musculaire des ataxiques. In-8 .... 3 fr.
DÉJERINE-KLUMPKE (Mme). Des polynévrites et des paralysies et atrophies saturnines,
   étude clinique et anat.-path. In-8, avec grav .... 6 fr.
DESCHAMPS (d'Avallon). Compendium de pharmacie pratique. In-8 .... 20 fr.
DESPAUX (A.). Causes des énergies attractives. *Magnétisme, Électricité, Gravitation.*
   1902. 1 vol. in-8 .... 5 fr.
— Genèse de la matière et de l'énergie. *Formation et fin d'un monde.* 1900. 1 vol. in-8. 4 fr.
— Explication mécanique de la matière, de l'électricité et du magnétisme. 1905. 1 vol.
   in-8 .... 4 fr.
— Explication mécanique des propriétés de la matière. *Cohésion, affinité, gravitation,* etc.
   1908. 1 vol. in-8 .... 6 fr.
DUCKWORTH. La goutte, hygiène et traitement. In-8 .... 10 fr.
DURAND-FARDEL. Traité des eaux minérales de la France et de l'étr. 3e éd. In-8. 10 fr.
DURAND DE GROS. L'Idée et le fait en biologie. In-8 .... 1 fr. 50
— Physiologie philosophique. 1 vol. in-8 .... 8 fr.
— Ontologie et psychologie physiologique. In-18 .... 3 fr. 50
— De l'hérédité dans l'épilepsie .... 50 c.
— Les origines animales de l'homme. 1 vol. in-8 .... 5 fr.
— Genèse naturelle des formes animales. In 8 .... 1 fr. 25
DUVAL (Mathias), de l'Académie de médecine. Le placenta des rongeurs. 1 fort vol. in-4.
   avec 106 fig. et atlas de 22 pl. 1893 .... 40 fr.
— Le placenta des carnassiers. 1 fort vol. in-4 avec 46 grav. et atlas de 13 pl. 1895. 25 fr.
— Embryologie des cheiroptères. *L'ovule, la gastrula, le blastoderme et l'origine des
   annexes chez le murin.* In-8, avec 29 fig. et 5 pl., 1899 .... 15 fr.
FERRIER. De la localisation des maladies cérébrales, suivi d'un mémoire de MM. CHARCOT
   et PITRES sur *les Localisations motrices dans les hémisphères de l'écorce du cerveau.* In-8
   67 fig. .... 2 fr.
FIAUX (Louis). La prostitution cloîtrée. 1902. 1 vol. in-18 .... 3 fr.
— Le délit pénal de la contamination intersexuelle. 1907. 1 vol. in-12 ..... 2 fr. 50
— La police des mœurs devant la commission extra-parlementaire du régime des mœurs.
   — Tome I et II. *Introduction. Rapports. Débats. Abolition de la police des mœurs. Le
   régime de la loi. Documents inédits.* 1907. 2 forts vol. gr. in-8. 30 fr. — Tome III. *Aver-
   tissement. Rapport général. Abolition de la police des mœurs. Le régime de la loi. Loi
   du 11 avril 1908 concernant la protection des mineurs.* 2e éd. 1910. 1 fort vol. gr. in-8. 8 fr.
— Enseignement populaire de la moralité sexuelle. 1908. Broch. in-18 .... 1 fr.
— Un nouveau régime des mœurs. Abolition de la police des mœurs. Le régime de la loi.
   1908, 1 vol. in-16 .... 3 fr. 50
— La prostitution réglementée et les pouvoirs publics dans les principaux États des
   Deux-Mondes. I. *Belgique, Russie, France et Suisse.* 1902. 1 vol. in-8 .... 5 fr.
   II. *Amérique du Nord et du Sud, Japon, Chine, Balkans, Turquie et Egypte.* 1909. 1 vol.
   in-8 .... 5 fr.
— L'intégrité intersexuelle des peuples et les gouvernements. 1910. 1 vol. gr. in-8. 10 fr.
FOREL (A.) et MAHAIN. Crime et anomalies mentales constitutionnelles. In-8 .. 5 fr.
FRAISSE, Principes du diagnostic gynécologique. 1901 1 vol. in-12, avec gravures. 5 fr.
GALIPPE (V.). Hérédité des anomalies des maxillaires et des dents. 1902. In-8 .. 1 fr. 50
GAYME (). Essai sur la maladie de Basedow. Gr. in-8 .... 6 fr.
GIRARD (H.). Le chlorure d'éthyle en anesthésie générale. In-8 .... 1 fr. 50
GLATZ (P.). Dyspepsie nerveuse et neurasthénie. In-12 .... 4 fr.
GUILLEMIN, professeur de physique à l'Ecole de médecine d'Alger. Génération de la voix
   et du timbre. Préf. de J. VIOLLE, de l'Institut, 2e éd. avec 122 grav. 1 vol. in-8. 10 fr.
— Les premiers éléments de l'acoustique musicale. 1904. 1 vol. in-8, avec 53 gravures. 10 fr.
HALLEZ (Paul). Morphologie générale et affinités des tubellariées. 1 vol. in-8 .. 2 fr.
HERZEN. Causeries physiologiques. 1899. 1 vol. in-12 .... 3 fr. 50
HUCHARD (H.). Pathogénie de la mort subite dans la fièvre typhoïde. 1 br. in-8. 1 fr. 25
HUXLEY. La physiographie, introduction à l'étude de la nature, traduit et adapté par
   M. G. LAMY. 1 vol. in-8, avec figures .... 8 fr.
JACQUES. L'intubation du larynx. In-8 .... 2 fr. 50
JAMAIN et F. TERRIER. Manuel de pathologie et de clinique chirurgicales. 3e édition.
   4 vol. in-8 .... 32 fr.
JANOT. Rapports morbides de l'œil et de l'utérus, œil utérin. 1892. 1 br. in-8. 2 fr. 50
KOENIG (C.-J.). Étude expérimentale des canaux semi-circulaires. 1 vol. in-8. 1897. 3 fr. 50
KOVALEVSKY. L'ivrognerie, causes, traitement. In-8 .... 1 fr. 50
LABORDE (J.-V.), de l'Académie de médecine. Les tractions rythmées de la langue (trai-
   tement physiologique de la mort). 2e éd., 1897. 1 vol. in-12. avec gravures ...... 5 fr.
LANCEREAUX. Traité historique et pratique de la syphilis. 2e éd. in-8 ...... 17 fr.
LANGLOIS (P.), professeur agrégé à la Faculté de médecine de Paris. Les capsules surrénales.
   1 vol. in-8. 1897 .... 4 fr.
LAYET (A.), prof à la Faculté de médecine de Bordeaux. La santé des Européens entre
   les tropiques. I. *Le climat. Le sol. Les agents vivants d'agression morbide.* 1906. In-8. 7 fr.

LEFEBVRE. Des déformations ostéo-articulaires, consécutives à des maladies de l'appareil pleuro-pulmonaire. In-8. 1891.. 4 fr. 50

LE FORT (Léon), professeur à la Faculté de médecine de Paris. Œuvres complètes, publiées par le Dr LEJARS (1895-1896). Tome I : *Hygiène hospitalière, démographie, hygiène publique.* 1 vol. in-8. 20 fr. ; — Tome II : *Chirurgie militaire, enseignement.* 1 vol. in-8. 20 fr. ; — Tome III : *Chirurgie.* 1 vol. in-8............... 20 fr.

LEMAITRE (J.), professeur au Collège de Genève. Audition colorée et phénomènes connexes observés chez des écoliers. In-12. 1900... 4 fr.

LÉPINE. Le ferment glycolitique et la pathogénie du diabète. In-8. 1891......... 1 fr.

LÉVY (Dr J.). L'hémato-thérapie de la maladie de Basedow. 1908. Broch. gr. in-8. 2 fr. 50

LIEBREICH (R.). Atlas d'ophtalmoscopie. In-4, avec 12 pl. et texte. 3e éd...... 40 fr.

MAC CORMAC. Manuel de chirurgie antiseptique. In-8................................. 2 fr.

MANNHEIMER (M.). Le gâtisme au cours des états psychopatiques. 1 vol. in-8. 1897. 3 fr. 50

MARVAUD (A.), médecin inspecteur de l'armée. Les maladies du soldat, étude étiologique, épidémiologique, clinique et prophylactique. in-8. 1894 (*Cour. par l'Acad. des sciences*). 20 fr.

MAYER (A.). Essai sur la soif. 1900. 1 vol. in-8.................................. 3 fr.

MICHOTTE (A.). Les signes régionaux (répartition de la sensibilité tactile). 1 vol. in-8, avec planches. 1905.. 5 fr.

MORIN (Ch.). Structure anat. et nature des individualités du syst. nerveux, causes réflexes physio-psychiques. In-8... 4 fr. 50

MOURAO-PITTA. Madère, station médicale fixe. In-8, cart......................... 2 fr.

MURCHISON. De la fièvre thyphoïde. 1 vol. in-8................................. 3 fr.

NÉLATON (de l'Institut). Éléments de pathologie chirurgicale. *Seconde édition complètement remaniée* par MM. les docteurs JAMAIN, PÉAN, DESPRÉS, GILETTE et HORTELOUP, chirurgiens des hôpitaux. Ouvrages complet en 6 vol. gr. in-8. avec 795 fig. dans le texte. 32 fr.

NICAISE. Des lésions de l'intestin dans les hernies. In-8......................... 3 fr.

NOÉ (Joseph). Recherche sur la vie oscillantes. 1903. 1 vol. in-8, avec figures..... 7 fr.

PAGET (Sir James). Leçons de clinique chirurgicale. Gr. in-8..................... 8 fr.

PANSIER. Les manifestations oculaires de l'hystérie. 1892. 1 vol. in-8, 3 pl. hors texte 4 fr.

PARISOT (P.). Études d'hygiène sur Nancy et le département de Meurthe-et-Moselle. 1893. In-8, avec 2 pl... 1 fr. 50

PETIT (L.-H.). Des tumeurs gazeuses du cou. 1 vol. in-8........................... 3 fr.

PETIT (R.). De la tuberculose des ganglions du cou. In-8......................... 4 fr.

PHILIPPSON (J.). L'autonomie et la centralisation du système nerveux des animaux. 1 vol. in-8, avec planches. 1905... 5 fr.

PHILIPS. (DURAND DE GROS). Influence réciproque de la pensée, de la sensation et des mouvements végétatifs. In-8... 1 fr.

POUCHET (G.). Charles Robin, sa vie et son œuvre. In-8........................... 3 fr. 50

REBLAUD (Th.). Des cystites non tuberculeuses chez la femme. 1 vol. in-8........ 4 fr.

REISS (R. A.), docteur ès sciences, prof. à l'Univ. de Lausanne. Manuel de police scientifique. (*Technique*). Tome I. *Vols et homicides*, préface de L. LÉPINE, préfet de police de Paris. 1911. 1 vol. gr. in-8, avec 149 fig............................... 15 fr.

RETTERER (Ed.). Développement du squelette des extrémités et des product. cornées chez les mammifères. In-8, avec 4 pl... 4 fr.

REYMOND (A.). Logique et mathématiques. 1908. 1 vol. in-8..................... 5 fr.

RICHET (Ch.). Structure des circonvolutions cérébr. In-8....................... 5 fr.

RIETSCH. Reproduction des cryptogames. In-8 avec fig........................... 5 fr.

RILLIET et BARTHEZ. Traité clinique et pratique des maladies des enfants. 3e édition, par BARTHEZ et SANNÉ. — TOME 1er. *Maladies du système nerveux, de l'appareil respiratoire.* 1 fort vol. gr. in-8. 16 fr. ; — TOME II. *Maladies de l'appareil circulatoire, de l'appareil digestif et de ses annexes, de l'appareil génito-urinaire, de l'appareil de l'ouïe, maladies de la peau.* 1 fort vol. gr. in-8. 14 fr. ; — TOME III, terminant l'ouvrage, *Maladies spécifiques, maladies générales constitutionnelles.* 1 fort vol. gr. in-8. 25 fr.

ROISEL. Les Atlantes. Etudes antéhistoriques. 1 vol. in-8........................ 7 fr.

SABOURIN (Ch.). Anatomie normale et pathologique de la glande biliaire de l'homme. 1 vol. in-8, avec 233 fig.. 8 fr.

TERRIER (F.). De l'œsophagtomie externe. 1 vol. in-8........................... 3 fr. 50

— Des anévrismes cirsoïdes. 1 vol. in-8... 3 fr.

— Éléments de pathologie chirurgicale générale. 1er fasc. : *Lésions traum. et leur complications.* 1 vol. in-8. 7 fr. — 2e fasc. : *Complications des lésions traum. Lésions inflamm.* In-8.. 6 fr.

TOURNEUX (F.). Atlas d'embryologie des organes génitaux urinaires. 1 vol. in-4. 40 fr.

VALENTINO (V.). Notes sur l'Inde. *Serpents, Hygiène, Médecine, Aperçus économiques sur l'Inde française.* (Couronné par l'Université de Bordeaux). 1906. 1 vol. in-16... 4 fr.

VARIGNY (H. de). L'excitabilité électrique des circonv. cérébr. et la période d'excitation latente du cerveau. In-8.. 2 fr.

VIRCHOW. Pathologie des tumeurs. 4 vol. grand in-8, avec 106 fig.......... 12 fr. 75

VOISIN (Jules), médecin de la Salpêtrière. L'idiotie, *psychologie et éducation de l'idiot.* 1893. 1 vol. in-12... 4 fr.

— L'Épilepsie. 1 vol. gr. in-8. 1897 (*Cour. par l'Acad. de méd.*).............. 6 fr.

YVERT. Traité pratique et clinique des blessures du globe de l'œil. In-8....... 12 fr.

— Applications médico-chirurgicales de l'adrénaline. In-12................... 3 fr.

ENSEIGNEMENT SECONDAIRE

SCIENCES MATHÉMATIQUES

Ouvrages conformes aux programmes de 1905

I. — DEUXIÈME CYCLE C ET D, MATHÉMATIQUES A ET B, ET PRÉPARATION AUX ÉCOLES

OUVRAGES DE M. E. COMBETTE
Inspecteur général de l'Instruction publique.

SECONDE ET PREMIÈRE C ET D. — **Précis d'Algèbre.** In-8, 2e édit., avec 264 exerc. et probl. .... 3 fr.

MATHÉM. A ET B. — **Cours abrégé d'arithmétique.** 1 vol. in-8, 10e éd. avec 270 problèmes et exercices .... 2 fr. 80

MATHÉM. A ET B. — **Cours abrégé d'algèbre élémentaire.** In-8, 10e édit., avec 313 probl. et exerc. .... 3 fr. 50

MATHÉM. A ET B. — **Cours abrégé de géométrie élémentaire.** 1 vol. in-8, 3e édit., avec 417 fig., probl. et exerc. .... 4 fr. 50

MATHÉM. A et B ET PRÉPARATION AUX ÉCOLES DU GOUVERNEMENT. — **Leçons de mécanique,** en collabor. avec M. JOSEPH GIROD, 2e édit., avec 225 fig. et 73 exerc. et probl. .. 3 fr. 50

MATHÉM. A et B et MATHÉM. SPÉCIALES ET PRÉPARATION AUX ÉCOLES DU GOUVERNEMENT. — **Cours de trigonométrie,** avec compléments pour les candidats aux écoles du gouvernement. 4e édition .... 4 fr.

— **Cours d'arithmétique.** In-8. 13e édit., avec fig. et 304 exerc. et probl. .... 6 fr.

— **Cours d'algèbre élémentaire.** 1 vol. in-8. 9e édit., avec 99 figures et 498 exercices .... 8 fr.

— **Cours de géométrie élémentaire.** In-8. 9e édit., avec 662 fig. et 711 exerc. .... 10 fr.

— **Compléments du cours d'algèbre et notions de géométrie analytique.** In-8........ 4 fr.

OUVRAGES DE M. JOSEPH GIROD
Ancien élève de l'Ecole Normale supérieure. Professeur au Lycée Charlemagne.

SECONDE C ET D ET MATHÉMATIQUES A ET B. — **Précis de géométrie plane.** 4e édit. 1 vol. in-8 avec 272 fig. et 239 probl. et exercices. 2 fr. 50

PREMIÈRE C ET D ET MATH. — **Précis de géométrie de l'espace.** 1 vol. in-8, 3e édit. avec 165 fig. et 124 probl. et exercices .... 2 fr. 50

MATHÉM. A ET B, ET PRÉPARATION AUX ÉCOLES DU GOUVERNEMENT. — **Précis de géométrie, compléments, les trois coniques.** 1 vol. in-8, 2e édit., avec 219 figures et 178 problèmes et exercices .... 2 fr. 50

MÊMES CLASSES. — **Précis de géométrie, les trois fascicules réunis.** 1 vol. in-8, avec 656 fig. et 541 probl. et exercices. 7 fr. 50

PREMIÈRE C ET D ET MATH. — **Précis de trigonométrie.** 4e éd. 1 vol. in-8 avec 54 fig. et 394 problèmes et exercices proposés. 2 fr. 40

PREMIÈRE C ET D. — **Précis de géométrie descriptive et de géométrie cotée.** 1 vol. in-8 avec 157 fig. dans le texte et 200 exerc. et probl. proposés .... 2 fr. 50

MATHÉM. A ET B. — **Précis de géométrie descriptive et de géométrie cotée.** 1 vol. in-8 avec 152 fig. dans le texte et 191 ex. et probl. proposés et 3 pl. hors texte. . 3 fr. 50

MATHÉM. A ET B. (EN COLLAB. AVEC M. E. COMBETTE). — **Leçons de mécanique.** 2e édition avec 225 fig. et 73 exerc. et probl. 3 fr. 50

MATHÉM. — **Cours de géométrie descriptive,** par J. CARON, prof. au lycée Saint-Louis :
1o *Ligne droite et plan* .... *(Épuisé).*
2o *Cônes, cylindres et sphères.* 1 vol. in-8, avec atlas de 18 pl. 3e éd. .... 6 fr.
3o *Géométrie cotée.* 1 vol. in-8 avec 208 fig. dans le texte .... 6 fr.
MATHÉM. — **Cours de cosmographie,** par

P. PORCHON. 1 vol. in-8, avec 174 fig. et 4 planches hors texte. 5e édition ..... 5 fr.
MATHÉM. — ST-CYR. — **Précis de cosmographie** par P. PORCHON. 1 vol. in-8, avec 63 fig. dans le texte, et 3 planches hors texte .... 2 fr.
MATHÉM. — **Cours de trigonométrie,** par A. REBIÈRE. 1 vol. in-8, nouv. éd. 3 fr. 50

II. — CLASSES DE MATHÉMATIQUES SPÉCIALES
(ÉCOLES POLYTECHNIQUE, NORMALE ET CENTRALE)

E. COMBETTE et JOSEPH GIROD. — **Cours de mécanique,** conforme à l'arrêté du 26 juillet 1904. 1 vol. in-8 avec 179 figures dans le texte et 334 exercices et problèmes proposés. 6 fr.
E. COMBETTE. — **Cours de Trigonométrie.** 4e édition. 1 vol. in-8 .... 4 fr.
MICHEL, prof. de mathém. spéciales au lycée Saint-Louis. — Cours d'algèbre. (*Sous presse.*)

III. — PREMIER ET DEUXIÈME CYCLES, DIVISIONS A ET B, PHILOSOPHIE A ET B

COURS DE MATHÉMATIQUES
Conforme aux programmes du 31 mai 1902 et du 27 juillet 1905

P. PORCHON
Ancien élève de l'École normale supérieure, Professeur honoraire au lycée de Versailles.

SIXIÈME A ET B ET CINQUIÈME A. — **Notions élémentaires d'arithmétique et de calcul.** 14e édit. In-12, avec fig. dans le texte, questionnaires, probl. et exercices, cart.. 2 fr.

SIXIÈME A ET B ET CINQUIÈME A. — **Cours élémentaire d'arithmétique pratique.** 12e éd. In-12, avec figures, problèmes et exercices, cartonné .... 2 fr.

PROGRAMMES DE 1905.	**Nouveaux éléments de géométrie** (les deux cours précédents réunis). In-12, cart. 3 fr. 50
CINQUIÈME B, QUATRIÈME A ET B, TROISIÈME A. — **Nouveaux éléments d'arithmétique.** 22ᵉ édit. In-12, avec exerc., cart. 2 fr.	TROISIÈME A ET B. — **Nouveaux éléments d'algèbre.** 15ᵃ éd. In-12, avec exerc., cart. 2 fr. 50
QUATRIÈME ET TROISIÈME A. — **Nouveaux éléments de géométrie plane.** 14ᵉ édit. In-12, avec exerc., cart. 2 fr. 50	PHILOSOPHIE A ET B. — **Nouveaux éléments de cosmographie.** 10ᵉ édition. In-12, avec fig. et pl., cartonné. 2 fr.
Nouveaux éléments de géométrie de l'espace. 13ᵉ édit. In-12, avec exercices, cart. 1 fr. 25	PHILOSOPHIE A ET B. — **Leçons de mathématiques.** 2ᵉ édit. In-12 avec fig., cart. 3 fr. 50

E. COMBETTE, Inspecteur général de l'Instruction publique.

LEÇONS DE GÉOMÉTRIE

Pour les Classes de 5ᵉ, 4ᵉ et 3ᵉ B, de 5ᵉ et de 4ᵉ A des Lycées et Collèges.

CINQUIÈME B ET QUATRIÈME A.—4ᵉ éd. In-12 av. 165 fig. et 84 exerc. et probl., cart. à l'angl..   1 fr. 60
QUATRIÈME B ET TROISIÈME A.—3ᵉ éd. In-12 av. 116 fig. et 119 exerc. et probl., cart. à l'angl..   1 fr. 60
TROISIÈME B. — 3ᵉ édit. In-12 avec 201 fig. et 112 exerc. et probl., cart. à l'angl......   2 fr. 50
Les trois précédents cours réunis en un volume, avec 482 figures et 315 exercices et problèmes, cart. à l'angl. ....   5 fr 40.

IV. — SCIENCES PHYSIQUES

ÉMILE BOUANT

Ancien élève de l'École normale supérieure, professeur honoraire au lycée Charlemagne.

ÉLÉMENTS DE CHIMIE (*Vol. in-12, cart., couv. grise*)

QUATRIÈME B et PHILOSOPHIE A et B. — *Premier fascicule* : **Notions générales, Métalloïdes.** Avec fig., 4ᵉ édit.   1 fr. 60
TROISIÈME B et PHILOSOPHIE A et B. — *Deuxième fascicule* : **Métaux, Chimie organique.** Avec fig., 3ᵉ édit.   1 fr. 60
Les deux fascicules précédents réunis.   3 fr.

COURS DE CHIMIE (*Vol. in-12, cart., couv. bleue*)

SECONDE C et D. — *Premier fascicule* : **Notions générales, Métalloïdes, Sels,** avec fig., 2ᵉ édit.   2 fr. 80
PREMIÈRE C et D. — *Deuxième fascicule* : **Métaux, Chimie organique,** avec fig., 2ᵉ édit.   2 fr.
MATHÉMATIQUES A et B. — *Troisième fascicule* : **Compléments,** avec fig.   3 fr.
Les trois fascicules précédents réunis et formant le Cours complet de Chimie, avec figures.   7 fr.

ÉLÉMENTS DE PHYSIQUE (*Vol. in-12, cart., couv. grise*)

QUATRIÈME B. — *Premier fascicule* : **Pesanteur, Chaleur.** 5ᵉ éd., avec 116 fig.   2 fr.
TROISIÈME B. — *Deuxième fascicule* : **Acoustique, Optique, Électricité,** avec 148 fig. et une planche coloriée hors texte, 4ᵉ édit.   2 fr.
PHILOSOPHIE A et B. — 1 vol. in-12 avec 366 fig. et une planche coloriée hors texte.   6 fr.

COURS DE PHYSIQUE (*Vol. in-12, cart., couv. bleue*)

SECONDE C et D. — *Premier fascicule* : **Pesanteur, Chaleur,** avec 218 figures, 2ᵉ édit.   3 fr. 75
PREMIÈRE C et D. — *Deuxième fascicule* : **Optique, Électricité et Applications,** avec 234 figures et une planche coloriée hors texte, 2ᵉ édit.   3 fr. 75
MATHÉMATIQUES A et B. — *Troisième fascicule* : **Acoustique, Compléments,** avec 137 fig. et une planche coloriée hors texte, 2ᵉ édit.   3 fr. 75
Les trois fascicules précédents réunis et formant le Cours complet de Physique, avec 589 fig. dans le texte et une planche coloriée hors texte..   10 fr.

PHILOSOPHIE A et B et MATHÉMATIQUES A et B.—**Chimie inorganique élémentaire,** par **E. Grimaux,** de l'Institut. In-12, cart., 8ᵉ édit.   5 fr. 50
MÊMES CLASSES. — **Chimie organique élémentaire,** par LE MÊME. In-12, cart., 8ᵉ édition.   5 fr. 50
MÊMES CLASSES. — **Cours élémentaire de physique,** par **H. Dufet,** prof. au lycée Saint-Louis. In-8, avec 618 fig. dans le texte..   8 fr.
La chimie du laboratoire, par **F. Pisani** et **Ch. Dirvell.** In-18, 2ᵉ édition.   4 fr.

ENSEIGNEMENT SECONDAIRE DES JEUNES FILLES

ÉMILE BOUANT

(3e, 4e et 5e ANNÉES). — **Leçons de chimie.** 1 vol. in-12, avec 113 figures dans le texte, cartonné à l'anglaise. . . . . 2 fr. 80

(3e ANNÉE). — **Leçons de physique** (*Pesanteur et Chaleur*). 1 vol. in-12 avec 128 figures dans le texte, cart. à l'angl. 2e édit. . . . . 2 fr.

(4e et 5e ANNÉES). — **Leçons de physique** (*Acoustique. Optique. Électricité, Magnétisme*), par LE MÊME. 1 vol. in-12, avec 235 fig. dans le texte et 1 planche coloriée hors texte, cart. à l'angl. 2 fr. 80

Les deux précédents volumes, réunis en un seul cart. à l'angl. . . . . . 4 fr. 50

SCIENCES NATURELLES

ER. BELZUNG
Docteur ès sciences, agrégé des sciences naturelles, professeur au lycée Charlemagne.

ZOOLOGIE

SIXIÈME A et B. — **Cours élémentaire de zoologie,** 13e édit. In-12, avec 391 grav., cart. à l'angl. . . . . 2 fr.

TROISIÈME B. — **Leçons de zoologie.** In-12, avec 332 gravures, cart. 2 fr. 50

PHILOSOPHIE A et B et MATHÉMATIQUES A et B. — **Anatomie et physiologie animales,** suivies de la *Classification.* 11e édit. In-8, avec 630 grav.; broché. 6 fr.

BOTANIQUE

CINQUIÈME A et B. — **Cours élémentaire de botanique,** 4e éd. In-12, avec 378 gravures, cart. à l'angl. . . . . 2 fr.

PHILOSOPHIE A et B et MATHÉMATIQUES A et B. — **Précis d'Anatomie et de Physiologie végétales.** In-8, avec 742 grav. dans le texte; broché . . . . 6 fr.

ENSEIGNEMENT SUPÉRIEUR DES SCIENCES NATURELLES, CERTIFICAT D'ÉTUDES PHYSIQUES, CHIMIQUES ET NATURELLES, ECOLES NATIONALES D'AGRICULTURE. — **Anatomie et physiologie végétales.** 1 fort vol. in-8, avec 1700 grav. broché . . . . . 20 fr.

GÉOLOGIE

CINQUIÈME B et QUATRIÈME A. — **Notions de géologie.** 5e éd. In-12, avec 151 gravures et 1 carte en couleurs, cart. à l'angl. . . . . 2 fr.

SECONDE A, B, C, D. — **Cours élémentaire de géologie.** 5e éd. In-12, avec 279 gravures et 1 carte en couleurs, cart. à l'angl. . . . . 2 fr. 50

PALÉONTOLOGIE

PHILOSOPHIE A et B et MATHÉMATIQUES A et B. — **Notions de paléontologie animale.** In-8, avec 205 gravures, broché. 1 fr.

HYGIÈNE

PHILOSOPHIE A et B et MATHÉMATIQUES A et B. — **Cours élémentaire d'hygiène** In-8, avec 114 gravures, broché. . . . . 2 fr.

ENSEIGNEMENT SECONDAIRE DES JEUNES FILLES

1re ANNÉE. — **Notions de zoologie,** par Mlle **de Montille,** agrégée de l'Enseignement secondaire des jeunes filles. 8e éd. In-12, avec 333 grav. dans le texte, cart. à l'angl. . . . . 2 fr. 50

1re et 2e ANNÉES. — **Notions de botanique,** par LA MÊME. 6e édit. In-12, avec 345 gravures dans le texte, cart. à l'angl. . . . . 2 fr. 50

2e ANNÉE. — **Notions de géologie,** par LA MÊME. 1 vol. in-12, avec 280 grav. dans le texte et une carte coloriée hors texte, cart. à l'angl. . . . . 3 fr.

Hygiène et science domestique. *Conforme aux programmes du 14 juin 1907.*
— *3e et 4e années,* par Mlle **M. Dreyfus,** ancienne élève de l'Ecole normale de Sèvres, agrégée de l'Enseignement secondaire des jeunes filles. 4e édit. In-12, avec 76 grav., cart. à l'angl. . . . . 2 fr. 50
— *5e année,* par **M. Deléarde,** professeur agrégé à la Faculté de médecine de Lille, et Mlle **M. Dreyfus,** 1 vol. in-12, avec 77 grav., cart. à l'angl. . . 2 fr.

ENSEIGNEMENT PRIMAIRE SUPÉRIEUR

MATHÉMATIQUES

Cours d'Algèbre, par MM. **P. Rollet**, directeur de l'École Diderot à Paris, et **E. Foubert**, prof. à l'École primaire supérieure de Lille. 1 vol. in-12, avec exercices et problèmes, cart. à l'angl. 9ᵉ éd. complètement refondue . . . . . 3 fr.
Cours d'Arithmétique, par LES MÊMES. 1 vol. in-12, avec 632 exercices et problèmes, cart. à l'angl., 8ᵉ édition complètement refondue . . . . 3 fr.
Cours de Géométrie, par MM. **Ch. Colin**, professeur à l'École Lavoisier, et **J. Girod**, professeur au Lycée Charlemagne. 3 vol. in-12, cart. toile.
PREMIÈRE ANNÉE, 1 fr. 80 ; DEUXIÈME ANNÉE, 2 fr. 50 ; TROISIÈME ANNÉE, 2 fr. 50
Les trois années en un vol. cart. toile . . . . 6 fr. 40

SCIENCES PHYSIQUES ET NATURELLES

Cours de Physique et Chimie, par le Dᵣ ALAMELLE, professeur à l'École primaire supérieure de Nancy. 3 vol. in-12, cart. toile. (*Programmes des E. P. S. de Garçons*).
1ʳᵉ ANNÉE, 2 fr. 20 ; 2ᵉ ANNÉE, 2 fr. 20 ; 3ᵉ ANNÉE, 2 fr. 20
Cours de Physique (*3 années réunies*). 1 vol. in-18, cart. à l'angl. . . . 3 fr. »
Cours de Chimie (*3 années réunies*). 1 vol. in-18. cart. à l'angl. . . . . . 3 fr. »

DU MÊME AUTEUR :

Cours de Physique et Chimie (*Programmes des E. P. S. de Jeunes Filles*). 3 vol. in-12, cart. toile
1ʳᵉ ANNÉE, 2 fr. 20 ; 2ᵉ ANNÉE, 2 fr. 20 ; 3ᵉ ANNÉE, 2 fr. 20
Cours de Physique (*3 années réunies*). 1 vol. in-18, cart. à l'angl . . . . . 3 fr. »
Cours de Chimie (*3 années réunies*). 1 vol. in-18, cart. à l'angl. . . . . . 3 fr. »

Cours d'Électricité industrielle (*pour les deuxième et troisième années et section spéciale des Écoles primaires supérieures*), par GOULLIART, prof. à l'École pʳᵉ supᵣᵉ de Lille. 1 vol. in-18 avec 400 figures dans le texte, cart. à l'angl.. . . 3 fr. 50

Cours d'Agriculture, *Agriculture théorique pratique; chimie et comptabilité agricoles* (*deuxième et troisième années des Écoles primaires supérieures*), par A. PETIT, Ingénieur agronome, professeur à l'École d'Horticulture de Versailles, chef du laboratoire de recherches horticoles. 1 vol. in-18, avec 256 grav. cart. à l'angl. 3 fr. »

HYGIÈNE ET SCIENCE DOMESTIQUE
(*Écoles normales et écoles primaires supérieures*).
I. **Hygiène individuelle et économie domestique**, par Mlle M. DREYFUS. 1 vol. in-12 avec 76 fig. dans le texte, 4ᵉ édit. entièrement refondue, cart. à l'angl. 2 fr. 50
II. **Hygiène individuelle** (*Compléments*) et **Hygiène sociale**, par le Dᵣ DELÉARDE et Mlle M. DREYFUS, 1 vol. in-12, avec 77 figures dans le texte, cart. à l'angl. . 2 fr.

AGRICULTURE
Minéralogie agricole, par F. HOUDAILLE, docteur ès sciences, prof. à l'École d'agriculture de Montpellier. 1 vol. in-12, avec 109 grav. dans le texte . . . . 3 fr. 50
Les Orages à Grêle et le Tir des Canons, par le MÊME. 1 vol. in-12, avec 63 gravures dans le texte. . . . . 3 fr. 50
Traité de Sylviculture, par P. MOUILLEFERT, prof. de sylviculture à l'École de Grignon.
I. — *Principales essences forestières*, précédées de *Notions de statistique forestière*. 1 fort vol. in-12 de 546 pages, avec 730 grav. dans le texte . . . 7 fr.
II. — *Exploitation et aménagement des bois*. 1 volume in-12 de 746 pages, avec 10 planches et 97 gravures dans le texte . . . . 6 fr.
Manuel de Sylviculture et Améliorations pastorales *à l'usage des Instituteurs*, par F. CARDOT, inspecteur des eaux et forêts à Bar-sur-Aube, et C. DUMAS, inspecteur primaire à Alger. 1 volume in-12 de xII-180 pages, avec 52 gravures et planches hors texte. . . . . 2 fr.

NOTIONS DE TECHNOLOGIE
par le Dᵣ F. GENEVOIS
Pharmacien de 1ʳᵉ classe, ancien interne des Hôpitaux de Paris,
Professeur à l'Association philotechnique.

I. — **Les matières premières et leur emploi dans les divers usages de la vie.**
1 vol. in-32 de 192 pages. . . . . 0 fr. 60
II. — **Les procédés industriels** (*Industries animales, végétales et minérales*). 1 vol. in-32 de 192 pages. . . . . 0 fr. 60

PUBLICATIONS PÉRIODIQUES

Les abonnements partent du 1er Janvier

Revue de Médecine

Directeurs : MM. les Professeurs Ch. BOUCHARD, de l'Institut; A. CHAUFFARD;
A. CHAUVEAU, de l'Institut; L. LANDOUZY; R. LÉPINE, correspondant de l'Institut;
A. PITRES; G.-H. ROGER et L. VAILLARD.
Rédacteurs en chef : MM. LANDOUZY et R. LÉPINE.
Secrétaire de la rédaction : Dr JEAN LÉPINE.

Revue de Chirurgie

Directeurs : MM. les Professeurs E. QUÉNU, A. PONCET, P. DELBET, P. DUVAL,
F. LEJARS, F. GROSS, E. FORGUE, A. DEMONS, E. CESTAN.
Rédacteur en chef : M. E. QUÉNU.
Secrétaire de la rédaction : Dr DELORE.

31e année, 1911

La *Revue de Médecine* et la *Revue de Chirurgie*, qui constituent la 2e série de la *Revue mensuelle de Médecine et de Chirurgie*, paraissent tous les mois; chaque livraison de la *Revue de Médecine* contient de 5 à 8 feuilles grand in-8, avec gravures; chaque livraison de la *Revue de Chirurgie* contient de 8 à 12 feuilles grand in-8, avec gravures.

PRIX D'ABONNEMENT :

Pour la Revue de Médecine	Pour la Revue de Chirurgie
Un an, du 1er Janvier, Paris. . . . 20 fr.	Un an, Paris. . . . . 30 fr.
Un an, départements et étranger. . 23 fr.	Un an, départements et étranger. . 33 fr.
La livraison : 2 francs.	La livraison : 3 francs.

Les **deux Revues** réunies : un an, Paris, **45** francs; départements et étranger, **50** francs.

Les quatre années de la *Revue Mensuelle de Médecine et de Chirurgie* (1877, 1878, 1879 et 1880) se vendent chacune séparément **20** francs; la livraison, **2** francs.

Les années écoulées de la *Revue de Médecine* se vendent **20** francs chacune; les dix-huit premières années de la *Revue de Chirurgie* se vendent le même prix et, à partir de l'année 1899, **30** francs chacune.

Journal de l'Anatomie
et de la Physiologie normales et pathologiques

DE L'HOMME ET DES ANIMAUX

Fondé par CH. ROBIN, continué par Georges POUCHET et par MATHIAS DUVAL.
Rédacteurs en chef : MM. les professeurs RETTERER et TOURNEUX.
Avec le concours de MM. BRANCA, G. LOISEL et A. SOULIÉ.

47e année, 1911

Ce journal paraît tous les deux mois et forme à la fin de l'année un beau volume grand in-8, de 700 pages environ, avec de nombreuses gravures dans le texte et des planches lithographiées en noir et en couleurs hors texte.

Un an : pour Paris, **30** francs; pour les départements et l'étranger, **33** francs. — La livraison, **6** francs.

La première année, 1864, est épuisée; les suivantes, 1865 à 1869, 1870-71, 1872 à 1877, sont en vente au prix de **20** francs l'année, et de **3** fr. **50** la livraison. Les années ultérieures, depuis 1878, coûtent **30** francs chacune, la livraison, **6** francs.

Bulletin de l'Association française pour l'Étude du Cancer.
— Publication mensuelle faite sous la direction de MM. les docteurs Pierre DELBET, professeur à la Faculté de médecine, chirurgien des hôpitaux de Paris, et R. LEDOUX-LEBARD.
4e année 1911. — Abonnement : Un an; France, **15** fr. — Etranger, **18** fr.

Revue du Cancer.
— Publiée sous les auspices de l'Association française pour l'étude du Cancer, par le Dr R. LEDOUX-LEBARD, avec la collaboration de MM. J. CLUNET, A. HERRENSCHMIDT, F. LE DANTEC, G. PETIT, J. THOMAS. — Paraît 4 fois par an. Abonnement : Un an, France, **15** fr. — Etranger, **18** fr.
Les **deux publications** réunies : Un an, France, **25** fr. — Etranger, **30** fr.

Revue du Mois. — Directeur Emile BOREL, Sous-Directeur de l'École normale supérieure, professeur à la Sorbonne. Secrétaire de la rédaction : A. BIANCONI, agrégé de l'Université. (**6e année, 1911**). Paraît le 10 de chaque mois par livraisons de 128 pages grand in-8° (25 × 16). Chaque année forme deux volumes de 750 à 800 pages chacun. — La Revue du Mois suit avec attention dans toutes les parties du savoir le mouvement des idées. Rédigée par des spécialistes éminents, elle a pour effet de tenir sérieusement les esprits cultivés au courant de tous les progrès. Dans des articles de fond aussi nombreux que variés, elle dégage les résultats les plus généraux et les plus intéressants de chaque ordre de recherches, ceux qu'on ne peut ni ne doit ignorer. Dans des notes plus courtes, elle fait place aux discussions, elle signale et critique les articles de Revues, les livres qui méritent intérêt. — Abonnement : Un an, Paris, **20** francs; Départements, **22** francs ; Union postale, **25** francs. Six mois, Paris, **10** francs; Départements, **11** francs ; Union postale, **12** fr. **50**. Le numéro, **2** fr. **25**.

Revue anthropologique. — Recueil mensuel publié par les professeurs de l'École d'anthropologie de Paris (**21e année, 1911**). Cette *Revue* paraît le 15 de chaque mois. Chaque livraison forme un cahier de deux feuilles in-8 raisin de 32 pages, avec nombreuses gravures dans le texte. — Abonnement : Un an (du 15 janvier), pour tous pays, **10** francs; la livraison, **1** franc.

Journal de Psychologie normale et pathologique. — Dirigé par les docteurs Pierre JANET, professeur de psychologie au Collège de France et G. DUMAS, professeur adjoint à la Sorbonne. Paraît tous les deux mois, par fascicules de 100 pages environ. (**8e année, 1911**). — Abonnement : Un an, du 1er janvier, **14** francs; la livraison, **2** fr. **60**.

Recueil d'Ophtalmologie. — Dirigé par M. le Dr Jean GALEZOWSKI. Mensuel. **37e année, 1911**. — Abonnement : Un an, du 1er Janvier, France et Étranger, **20** francs.

Revue de Thérapeutique médico-chirurgicale. — Publiée sous la direction de MM. les professeurs BOUCHARD, GUYON, LANNELONGUE, LANDOUZY et FOURNIER. — Rédacteur en chef : M. le docteur Raoul BLONDEL. **78e année, 1911**. Paraît les 1er et 15 de chaque mois. — Abonnement : Un an, du 1er Janvier, France, **12** francs; Étranger, **13** francs.

Revue Médicale de l'Est. — Paraissant le 1er et le 15 de chaque mois (**38e année, 1911**). — Rédacteur en chef : M. P. PARISOT, professeur à la Faculté de Médecine de Nancy. — Abonnement : Un an, du 1er Janvier, **12** francs. Pour les étudiants, **6** francs.

Archives italiennes de Biologie. — Publiées en français. Tomes I et II, 1882, **30** francs. Tomes III à LVI, 1883 à 1911, chacun **20** francs. Ces *Archives* paraissent sans périodicité fixe; chaque tome publié en 3 fascicules. — Les abonnements ne sont faits que pour 2 tomes à la fois, soit **40** francs.

Annales de Biologie. — Publiées par MM. J. ATHANASIU, professeur à la Faculté des Sciences de Bucarest; J. CANTACUZÈNE, professeur à la Faculté de Médecine de Bucarest; F.-J. RAINER, chef de Laboratoire à la Faculté de Médecine de Bucarest; P. BUJOR, professeur à la Faculté des Sciences de Jassy; G. MARINESCO, professeur à la Faculté de Médecine de Bucarest; E.-C. TEODORESCU, professeur à la Faculté des Sciences de Bucarest. **1re année, 1911**. — Les Annales de Biologie *paraissent en 4 fascicules de 96 pages chacun, formant à la fin de l'année un beau volume de 384 pages avec de nombreuses figures dans le texte et planches hors texte.* — Abonnement : Un an, pour tout pays, **20** francs. Prix d'un fascicule séparé, **6** francs.

Scientia. — *Revue internationale de Synthèse scientifique* (**5e année, 1911**). Comité de direction : MM. G. BRUNI, A. DIONISI, F. ENRIQUES, A. GIARDINA, E. RIGNANO. — Abonnement : Un an, **25** francs. — **Scientia** se publie en 4 numéros par an ne paraissant pas à date fixe; tous les mémoires originaux sont publiés en langue française.

TABLE ALPHABÉTIQUE DES NOMS D'AUTEURS

Sont portés seulement sur cette liste les auteurs d'ouvrages entiers, ou directeurs de publications.

886-11. — Coulommiers, Imp. PAUL BRODARD. — 10-11.

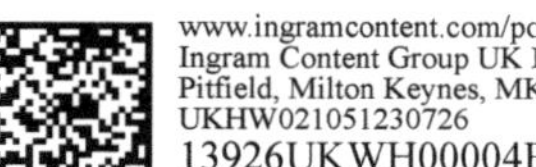

www.ingramcontent.com/pod-product-compliance
Ingram Content Group UK Ltd.
Pitfield, Milton Keynes, MK11 3LW, UK
UKHW021051230726
13926UKWH00004B/1788